L'infection à Cytomégalovirus Démystifiée

Une Approche Complète et Pratique pour Comprendre les Symptômes, les Causes, les Traitements et Vaincre la Maladie

| Choses Que Vous Devez Savoir |

Isabella White

Copyright © 2024 par Isabella White.

Clause de non-responsabilité: Les informations fournies dans ce livre n'ont pas été évaluées par la FDA et ne sont pas destinées à diagnostiquer, traiter, guérir ou prévenir une maladie ou un problème de santé. Le contenu est uniquement destiné à des fins informatives et éducatives. Il ne constitue pas un substitut à l'avis médical de votre médecin ou d'un autre professionnel de la santé. Veuillez consulter un professionnel de la santé qualifié pour tout problème de santé. L'auteur et l'éditeur déclinent toute responsabilité quant aux effets négatifs liés à l'application des informations fournies ici.

À Propos du Livre

L'infection à Cytomégalovirus Démystifiée est un guide essentiel pour quiconque cherche à mieux comprendre cette maladie omniprésente mais souvent mal comprise. Avec sa couverture complète du CMV, y compris son impact potentiel, ses stratégies de gestion et ses mesures préventives, ce livre est une ressource faisant autorité qui peut vous aider à rester informé et à prendre le contrôle de votre santé. Que vous soyez un professionnel de santé, un patient ou une personne intéressée à en savoir plus sur le CMV, ***L'infection à Cytomégalovirus Démystifiée*** est une lecture incontournable.

Les recherches méticuleuses de White et son style d'écriture accessible font de ce livre une ressource inestimable pour les personnes vivant avec le CMV, leurs familles, les prestataires de soins de santé et toute personne intéressée par la santé publique. Les chapitres détaillés du livre couvrent tout, de la biologie fondamentale du virus aux dernières avancées thérapeutiques et à la recherche en cours d'un vaccin.

Combinant précision scientifique et narration empathique, ***L'infection à Cytomégalovirus Démystifiée*** éclaire et rassure les personnes touchées par le CMV, leur apportant réconfort et optimisme. C'est un témoignage de la résilience des patients et du dévouement de la communauté médicale à lutter contre cette menace silencieuse.

Que vous soyez un professionnel de la santé, un patient ou quelqu'un cherchant à approfondir ses connaissances, ce livre sera un outil crucial dans votre arsenal contre le CMV. Rejoignez Isabella White dans un voyage de découverte et d'autonomisation avec ***Infection à Cytomégalovirus Démystifiée.***

A Propos de L'auteur

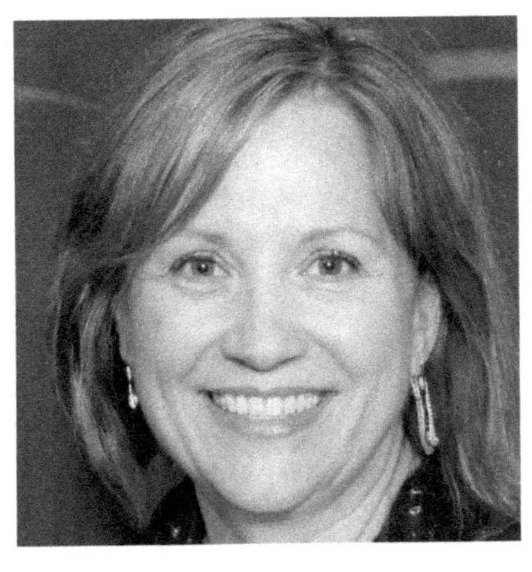

Isabella White apporte une profonde expertise et de la compassion pour éclairer les défis de santé à travers ses écrits. En tant que praticienne de médecine intégrative, elle allie les connaissances médicales conventionnelles à des approches holistiques fondées sur des données probantes.

Le Dr White a obtenu son diplôme de médecine et une maîtrise en médecine traditionnelle chinoise de l'Université de Washington. Elle possède plus de 15 ans d'expérience clinique, permettant aux patients d'optimiser leur santé et leur bien-être.

En tant qu'écrivain chevronné en matière de santé, le Dr White est réputé pour distiller des concepts médicaux complexes dans un langage accessible et engageant. Elle a publié des articles sur les techniques intégratives dans des revues et des livres médicaux.

Avec plus d'une décennie immergée dans la recherche et l'éducation, le Dr White offre aux lecteurs des perspectives scientifiquement rigoureuses mais humanistes. Son expérience clinique et son appréciation du point de vue des patients font que ses écrits trouvent un écho auprès de publics divers.

Le Dr White vise à doter les lecteurs des outils nécessaires pour garantir des soins et des résultats optimaux en expliquant les sujets de santé avec sagesse, empathie et sensibilité. Elle apporte clarté, réconfort et espoir fondés sur la science et la compassion.

Table des Matières

INTRODUCTION

Le cytomégalovirus (CMV) est une infection virale répandue de la famille des virus de l'herpès. C'est courant et souvent asymptomatique, ce qui signifie que beaucoup le contractent sans s'en rendre compte. Cependant, pour certaines personnes, comme celles dont le système immunitaire est affaibli ou les femmes enceintes, le CMV peut présenter de graves risques pour la santé.

La prévalence du CMV est stupéfiante, avec des estimations suggérant qu'entre 50 % et 80 % des adultes aux États-Unis ont été infectés par le virus avant l'âge de 40 ans. Alors que la plupart des personnes en bonne santé qui contractent le CMV ne présentent aucun symptôme ou seulement de légers symptômes pseudo-grippaux, le virus peut avoir de graves conséquences pour des groupes spécifiques.

Pour les personnes dont le système immunitaire est affaibli, comme celles qui subissent une greffe d'organe, reçoivent des traitements contre le cancer ou vivent avec le VIH/SIDA, le CMV peut entraîner des complications potentiellement mortelles. Dans ces cas, le virus peut entraîner de graves infections affectant divers organes, notamment les poumons, le foie, le cerveau et les yeux.

Les femmes enceintes qui contractent le CMV pour la première fois au cours de la grossesse peuvent potentiellement transmettre l'infection à leur enfant à naître, une maladie connue sous le nom de CMV congénital. Cela peut entraîner des handicaps congénitaux dévastateurs, notamment une perte auditive, une déficience visuelle, une déficience intellectuelle et même une mortinatalité ou une fausse couche.

Malgré sa prévalence et ses risques potentiels, de nombreuses personnes ignorent le CMV ou sous-estiment son impact. Ce manque de sensibilisation conduit souvent à des mesures préventives inadéquates, à un diagnostic tardif et à une gestion sous-optimale de l'infection et de ses conséquences.

L'importance de la Sensibilisation et de L'éducation

La sensibilisation et la promotion de l'éducation sur le cytomégalovirus (CMV) sont cruciales pour plusieurs raisons. Avant tout, il aide les individus à comprendre les risques et les impacts potentiels de l'infection, en particulier ceux dont le système immunitaire est affaibli ou les femmes enceintes.

De nombreuses personnes ignorent les dangers du cytomégalovirus (CMV) et pensent qu'il s'agit d'un virus inoffensif et sans conséquences importantes. Cela peut donner lieu à un faux sentiment de sécurité et empêcher de prendre les précautions nécessaires ou de ne pas consulter un médecin en temps opportun. Il est crucial de comprendre que cette idée fausse peut avoir de graves conséquences, et nous devons nous renseigner sur les risques associés au CMV.

De plus, des connaissances limitées sur le CMV peuvent contribuer à un diagnostic retardé et à une prise en charge inadéquate de l'infection. Les professionnels de la santé peuvent négliger ou mal diagnostiquer les symptômes liés au CMV, ce qui entraîne des opportunités manquées d'intervention et de traitement précoces.

L'éducation et la sensibilisation jouent également un rôle essentiel dans la prévention de la propagation du CMV. En comprenant les modes de transmission et en mettant en œuvre des pratiques d'hygiène appropriées, les individus peuvent réduire le risque de contracter ou de transmettre le virus aux populations vulnérables, telles que les nouveau-nés et les personnes immunodéprimées.

Une sensibilisation et une éducation accrues peuvent également faciliter des discussions ouvertes sur le CMV, éliminant ainsi les stigmates et les idées fausses qui peuvent exister autour de l'infection. Ce dialogue ouvert peut encourager les individus à rechercher du soutien, à partager leurs expériences et à contribuer à une compréhension plus complète de la maladie.

De plus, la sensibilisation peut stimuler les efforts de recherche et les opportunités de financement pour développer de meilleures méthodes de diagnostic, traitements et mesures préventives contre le CMV. À mesure que davantage de personnes seront informées des conséquences potentielles de l'infection, la demande de solutions efficaces et de soutien aux efforts scientifiques dans ce domaine augmentera.

Ce livre vise à promouvoir la sensibilisation et l'éducation sur le CMV en donnant aux individus les connaissances et la compréhension. Il permet aux lecteurs de prendre des décisions éclairées, de rechercher des soins médicaux appropriés et de mettre en œuvre des mesures préventives pour se protéger, ainsi que leurs proches, contre les risques potentiels associés à cette infection virale répandue.

Chapitre 1

LES BASES DU CYTOMÉGALOVIRUS

Qu'est-ce que le Cytomégalovirus ?

Le cytomégalovirus (CMV) fait partie de la famille des virus de l'herpès, un groupe de virus connus pour établir des infections à vie dans le corps humain. Contrairement à d'autres virus de l'herpès bien connus, tels que ceux qui provoquent l'herpès labial ou la varicelle, le CMV cible principalement des cellules et des tissus spécifiques du corps plutôt que de provoquer des infections cutanées généralisées.

À la base, le CMV est un virus compléxe et hautement adaptatif qui évolue aux côtés des humains depuis des siècles. Il est capable d'échapper aux défenses immunitaires de l'organisme, lui permettant de persister dans un état dormant dans les cellules pendant de longues périodes sans provoquer de symptômes visibles. Cette capacité à passer inaperçue est l'une des raisons pour lesquelles les infections à CMV sont si répandues, une partie importante de la population mondiale étant porteuse du virus sans même s'en rendre compte.

Malgré sa nature furtive, le CMV n'est pas toujours inoffensif. Chez les personnes dont le système immunitaire est affaibli, comme celles qui subissent une greffe d'organe, reçoivent des traitements contre le cancer ou vivent avec le VIH/SIDA, le virus peut se réactiver et entraîner de graves complications affectant divers organes, notamment les poumons, le foie, le cerveau et les yeux. De plus, les femmes enceintes qui contractent une primo-infection à CMV pendant la grossesse peuvent potentiellement transmettre le virus à leur enfant à naître, conduisant à un CMV congénital. Cette condition peut entraîner de graves handicaps congénitaux et des troubles du développement à long terme.

Bien que le CMV soit principalement connu pour son impact sur les populations vulnérables, il est important de noter que même les personnes en bonne santé peuvent ressentir des symptômes légers à modérés lorsqu'elles sont initialement infectées par le virus. Ces symptômes peuvent aller de la fatigue et de la fièvre à des ganglions enflés et à un mal de gorge, imitant souvent ceux d'autres infections virales courantes comme la grippe ou la mononucléose.

Il est crucial que les individus, les professionnels de la santé et les autorités de santé publique comprennent la nature du CMV, ses modes de transmission et son potentiel nocif dans des circonstances spécifiques. En démystifiant ce virus complexe et en sensibilisant à son existence et à ses conséquences potentielles, nous pouvons prévenir sa propagation, gérer son impact et, à terme, relever les défis de cette infection persistante et adaptable.

Perspective Historique

L'histoire du cytomégalovirus (CMV) est une histoire fascinante qui s'étend sur des siècles, mêlée de découvertes scientifiques majeures et de progrès médicaux. Même si le virus a probablement coexisté avec les humains pendant des milliers d'années, son identification formelle et sa compréhension ont évolué, reflétant la progression des connaissances médicales et des capacités technologiques.

La première référence connue au CMV remonte à la fin du XIXe siècle, lorsque deux pathologistes allemands, Hugo Ribbert et Johann Ritter von Rittershain, ont observé indépendamment des cellules anormalement grosses dans les poumons et les reins de nourrissons mort-nés. Ces cellules hypertrophiées, appelées plus tard cellules « cytomégaliques », furent les premiers indices de l'existence d'un agent pathogène inconnu.

Des avancées significatives dans la recherche sur le CMV ont eu lieu dans les années 1950. En 1954, Margaret Gladys Smith, virologue au laboratoire des maladies virales et rickettsiennes de Boston, a réussi à isoler et à cultiver le virus à partir de deux cas impliquant des nourrissons atteints d'une maladie congénitale des inclusions cytomégaliques. Cette réalisation révolutionnaire a ouvert la voie à des recherches plus approfondies sur la nature et le comportement du virus.

Au cours des décennies suivantes, des chercheurs du monde entier ont consacré des efforts considérables à percer les mystères du CMV. Les progrès en biologie moléculaire, en immunologie et en technologies de diagnostic ont joué un rôle crucial dans l'approfondissement de notre compréhension de la structure du virus, de ses modes de transmission et de sa capacité à échapper au système immunitaire humain.

L'une des étapes les plus importantes de la recherche sur le CMV s'est produite dans les années 1980, lorsque le virus a été reconnu comme une cause majeure d'infections potentiellement mortelles chez les personnes dont le système immunitaire est affaibli, en particulier celles subissant une greffe d'organe ou vivant avec le VIH/SIDA. Cette prise de conscience a mis en évidence le besoin urgent de traitements antiviraux efficaces et de mesures préventives pour protéger ces populations vulnérables.

Aujourd'hui, le CMV fait toujours l'objet d'intenses recherches scientifiques, avec des recherches en cours axées sur le développement d'outils de diagnostic améliorés, de thérapies antivirales plus efficaces et de candidats vaccins potentiels. De nos jours, de nombreuses personnes ont accès à des techniques moléculaires très avancées qui nous ont permis d'en apprendre beaucoup sur la façon dont le CMV affecte et modifie le système immunitaire humain. Cela nous a aidé à mieux comprendre ce virus difficile et complexe.

Prévalence et Épidémiologie

Le cytomégalovirus (CMV) est l'une des infections virales les plus répandues dans le monde, touchant les individus de toutes les régions géographiques, de tous les niveaux socio-économiques et de tous les groupes d'âge. La prévalence et l'épidémiologie du CMV sont frappantes, reflétant la capacité du virus à se propager efficacement et à établir des infections à vie dans le corps humain.

À l'échelle mondiale, on estime que plus de la moitié de la population mondiale est porteuse du CMV, avec des taux de séroprévalence (présence d'anticorps indiquant une exposition antérieure) allant de 45 % à 100 % selon les pays et les populations. Dans les pays développés comme les États-Unis et l'Europe occidentale, les taux de séroprévalence varient généralement entre 50 % et 80 % chez les adultes, augmentant avec l'âge.

Cependant, la prévalence du CMV est généralement plus élevée dans les pays en développement et les régions au statut socio-économique inférieur, où des facteurs tels que la surpopulation, un mauvais assainissement et un accès limité aux soins de santé peuvent contribuer à une transmission plus rapide. Dans certaines régions d'Afrique, d'Asie et d'Amérique latine, les taux de séroprévalence peuvent dépasser 90 % dans certains groupes de population.

Il est intéressant de noter que la prévalence du CMV varie également en fonction de caractéristiques démographiques spécifiques. Les femmes ont tendance à avoir des taux de séroprévalence plus élevés que les hommes, probablement en raison d'une exposition accrue à la maladie en raison de leurs responsabilités en matière de garde d'enfants et de soins. De plus, les personnes issues de milieux socio-économiques défavorisés et celles vivant dans des conditions de vie surpeuplées courent un plus grand risque de contracter le CMV en raison d'une exposition plus fréquente au virus par le biais de contacts étroits et d'environnements partagés.

Les modes de transmission du CMV sont divers, ce qui contribue à son caractère répandu. Le virus peut être transmis par les fluides corporels, tels que la salive, l'urine, le sang et le lait maternel, ainsi que par des contacts personnels étroits, l'activité sexuelle et la transmission verticale de la mère à l'enfant pendant la grossesse ou l'accouchement. Cette multitude de voies de transmission rend difficile la prévention complète de l'exposition, en particulier dans les populations où le CMV est très répandu.

Bien que les infections à CMV soient généralement asymptomatiques ou provoquent des symptômes légers chez les individus en bonne santé, le virus peut présenter des risques importants pour certaines populations vulnérables. Le CMV congénital, qui survient lorsque le virus est transmis d'une mère infectée à son enfant à naître, est l'une des principales causes de déficiences congénitales et de troubles du développement dans le monde. De plus, le CMV constitue une menace importante pour les personnes dont le système immunitaire est affaibli, telles que les receveurs de greffe d'organe, les patients cancéreux subissant une chimiothérapie et les personnes vivant avec le VIH/SIDA.

Comprendre la prévalence et l'épidémiologie du CMV est crucial pour développer des stratégies de santé publique efficaces, mettre en œuvre des mesures préventives et donner la priorité aux efforts de recherche pour relever les défis posés par cette infection virale répandue. En reconnaissant le fardeau mondial du CMV et son impact potentiel, nous pouvons mieux allouer les ressources et adapter les interventions pour protéger les populations les plus vulnérables.

Chapitre 2

TRANSMISSION ET FACTEURS DE RISQUE

Comment le CMV se Propage

Le cytomégalovirus (CMV) est un virus hautement contagieux qui peut être transmis par diverses voies, ce qui en fait une infection répandue et persistante. Comprendre les différents modes de transmission est crucial pour mettre en œuvre des mesures préventives efficaces et protéger les populations vulnérables des conséquences potentielles du CMV.

L'un des principaux moyens de propagation du CMV est le contact direct avec des fluides corporels, tels que la salive, l'urine, le sang, le sperme et le lait maternel, d'une personne infectée. Cela peut se produire lors d'activités telles que les baisers, le partage d'ustensiles ou de récipients à boire, les contacts sexuels ou l'exposition à des sécrétions infectieuses pendant l'accouchement ou l'allaitement.

Le CMV peut également se transmettre par contact personnel étroit, en particulier dans les contextes où les individus vivent ou travaillent à proximité. Ce mode de transmission est particulièrement pertinent dans les garderies, les écoles et les établissements de soins de longue durée, où le virus peut facilement se propager via des jouets, des surfaces ou des activités de soins partagés.

Une autre voie importante de transmission du CMV est la transmission verticale, qui se produit lorsqu'une mère infectée transmet le virus à son enfant à naître pendant la grossesse ou au nouveau-né lors de l'accouchement. Ce type de transmission peut conduire à un CMV congénital. Cette condition peut provoquer de graves handicaps congénitaux et des troubles du développement à long terme chez l'enfant concerné.

En plus de ces voies, le CMV peut également être transmis par transplantation d'organe ou transfusion sanguine. Cependant, des mesures rigoureuses de dépistage et de sécurité ont considérablement réduit le risque de transmission par ces moyens dans de nombreux pays développés.

Il est important de noter que les personnes dont le système immunitaire est affaibli, comme les receveurs de greffe d'organe, les personnes qui suivent un traitement contre le cancer ou celles vivant avec le VIH/SIDA, courent un risque plus élevé de contracter le CMV ou de subir la réactivation d'une infection auparavant latente. Dans ces cas, le virus peut entraîner des complications graves, voire mortelles, affectant divers organes et systèmes.

Populations à Haut Risque

Bien que les infections à cytomégalovirus (CMV) soient généralement asymptomatiques ou provoquent des symptômes légers chez les individus en bonne santé, certaines populations courent un risque accru de développer des complications graves dues au virus. Comprendre ces groupes à haut risque est crucial pour mettre en œuvre des mesures préventives ciblées et garantir des soins médicaux appropriés.

- **Nourrissons atteints de CMV congénital:**

  Le CMV congénital, qui survient lorsque le virus est transmis d'une mère infectée à son enfant à naître pendant la grossesse, est l'un des facteurs de risque les plus importants. Les nourrissons nés avec un CMV congénital risquent de développer une série de handicaps congénitaux et de handicaps à long terme, notamment une perte auditive, une déficience visuelle, une déficience intellectuelle et des retards de développement. Une identification et un traitement précoces sont cruciaux pour minimiser l'impact potentiel sur ces nourrissons.

- **Personnes ayant un système immunitaire faible:**

  Les personnes dont le système immunitaire est affaibli courent un risque plus élevé de développer des infections graves à CMV. Cela inclut les receveurs de greffe d'organe, les personnes subissant un traitement contre le cancer (en particulier celles recevant une greffe de cellules souches ou de moelle osseuse) et celles vivant avec le VIH/SIDA. Dans ces cas, le CMV peut se réactiver à partir d'un état de dormance et entraîner des complications potentiellement mortelles affectant divers organes, telles que la pneumonie, les maladies gastro-intestinales et la rétinite (une infection de la rétine pouvant entraîner une perte de vision).

- **Nourrissons prématurés:**

  Les nourrissons prématurés, en particulier ceux nés avant 32 semaines de gestation ou dont le poids à la naissance est très faible, courent un risque accru de développer des infections graves à CMV. Leur système immunitaire immature et leurs séjours prolongés à l'hôpital les rendent plus susceptibles de contracter le virus, ce qui peut entraîner de graves complications comme la pneumonie, l'hépatite et des problèmes neurologiques.

- **Les travailleurs du domaine de la santé:**

  Les professionnels de la santé, en particulier ceux travaillant dans des contextes à forte prévalence de CMV, comme les unités de néonatologie ou de transplantation, courent un risque élevé d'exposition professionnelle au virus. Des mesures préventives appropriées, notamment des équipements de protection individuelle et le respect des protocoles de contrôle des infections, sont essentielles pour minimiser le risque de transmission.

- **Individus dans les paramètres de contact étroit:**

  Le CMV peut se propager rapidement dans les environnements où les gens vivent ou travaillent à proximité les uns des autres, comme les garderies, les écoles, les établissements de soins de longue durée et les casernes militaires. Les enfants et les soignants dans ces contextes courent un risque plus élevé de contracter le virus en raison de la probabilité accrue d'exposition aux fluides corporels et de contacts personnels étroits.

L'identification et la compréhension de ces populations à haut risque sont essentielles à la mise en œuvre de stratégies de prévention ciblées, telles que la sensibilisation, la pratique d'une bonne hygiène et le respect des protocoles de contrôle des infections.

De plus, un diagnostic précoce et une prise en charge médicale appropriée sont essentiels pour minimiser les complications potentielles et les conséquences à long terme des infections à CMV dans ces groupes vulnérables.

Mesures Préventives

Prévenir la transmission du cytomégalovirus (CMV) est crucial, notamment pour protéger les populations à haut risque des conséquences potentielles de l'infection. Bien que l'éradication complète du CMV ne soit pas réalisable en raison de sa nature répandue, diverses mesures préventives peuvent réduire considérablement le risque de transmission et minimiser l'impact du virus.

- **Pratiquer une bonne hygiène :**
  Le maintien d'une bonne hygiène des mains est l'une des mesures les plus efficaces contre la propagation du CMV. Il est essentiel de se laver fréquemment les mains avec de l'eau et du savon, surtout après avoir manipulé des fluides corporels, changé des couches ou été en contact avec des surfaces potentiellement contaminées. Pour minimiser le risque de transmission, il est également conseillé de couvrir sa toux et ses éternuements, d'éviter de partager des objets personnels comme des ustensiles ou des récipients à boisson et de garder l'environnement propre.

- **Mise en œuvre de mesures de contrôle des infections:**

  Dans les établissements de soins de santé, le strict respect des protocoles de contrôle des infections est essentiel pour prévenir la propagation du CMV. Cela comprend l'utilisation d'un équipement de protection individuelle (EPI) lors de la manipulation de fluides corporels, la désinfection et la stérilisation appropriées du matériel médical et le respect des précautions standard pour les soins aux patients.

- **Dépistage et tests:**

  Un dépistage et des tests réguliers pour le CMV peuvent aider à identifier les personnes infectées, en particulier dans les populations à haut risque telles que les femmes enceintes, les receveurs de greffes d'organes et de cellules souches et les personnes dont le système immunitaire est affaibli. Une détection précoce permet une intervention et un traitement rapides, réduisant ainsi le risque de complications graves.

- **Manipulation sécuritaire du sang et des fluides corporels:**
  Assurer la sécurité des produits sanguins et autres fluides corporels est crucial pour prévenir la transmission du CMV. Les banques de sang et les établissements de santé doivent mettre en œuvre des mesures de dépistage rigoureuses et suivre des protocoles stricts de manipulation et de traitement du sang et des produits sanguins afin de minimiser le risque de transmission du CMV par transfusion ou transplantation d'organes.

- **Soins et éducation prénatals:**
  Pour les femmes enceintes, il est essentiel de recevoir régulièrement des soins prénatals et une éducation sur le CMV. Les prestataires de soins de santé doivent discuter des risques de CMV pendant la grossesse, recommander des précautions appropriées (comme éviter tout contact avec les fluides corporels des jeunes enfants) et proposer des services de dépistage et de conseil aux femmes enceintes.

- **Développement de vaccins:**

  Bien qu'aucun vaccin contre le CMV homologué ne soit disponible, les recherches en cours se concentrent sur le développement de vaccins sûrs et efficaces pour prévenir les infections à CMV, en particulier chez les populations à haut risque. Le développement réussi d'un vaccin pourrait réduire considérablement le fardeau du CMV et protéger les personnes vulnérables contre les conséquences potentielles de l'infection.

La mise en œuvre d'une combinaison de ces mesures préventives adaptées à des populations et contextes spécifiques à haut risque peut réduire considérablement le risque de transmission du CMV et minimiser l'impact potentiel du virus. Grâce à une approche globale qui met l'accent sur l'éducation, l'hygiène, le contrôle des infections et des interventions ciblées, nous pouvons œuvrer pour relever les défis de cette infection virale répandue.

Chapitre 3

SIGNES ET SYMPTÔMES

Reconnaître une Infection à CMV

Le cytomégalovirus (CMV) est souvent qualifié de virus « silencieux » ou « furtif » car de nombreuses personnes qui contractent l'infection ne présentent aucun symptôme ou seulement des symptômes légers et non spécifiques qui peuvent facilement être confondus avec d'autres maladies courantes.

Cependant, il est crucial de reconnaître les signes et symptômes potentiels de l'infection à CMV, en particulier pour les personnes appartenant à des groupes à haut risque, car cela peut faciliter un diagnostic précoce et un traitement rapide, évitant ainsi des complications graves.

Chez les personnes en bonne santé dotées d'un système immunitaire robuste, l'infection initiale à CMV, appelée primo-infection, peut se manifester par des symptômes pseudo-grippaux tels que:

1. Fatigue et faiblesse
2. Fièvre
3. Mal de gorge
4. Douleurs musculaires
5. Des ganglions lymphatiques enflés

Ces symptômes sont généralement légers et peuvent passer inaperçus ou être attribués à d'autres infections virales. Cependant, dans certains cas, la primo-infection à CMV peut provoquer des symptômes plus graves, notamment une maladie de type mononucléose accompagnée d'une fièvre prolongée, d'une fatigue extrême et d'une hypertrophie de la rate ou du foie.

Il est important de noter qu'après l'infection initiale, le CMV devient latent, c'est-à-dire qu'il reste dormant dans l'organisme sans provoquer de symptômes. Cependant, chez les personnes dont le système immunitaire est affaibli, comme les receveurs de greffe d'organe, celles qui suivent un traitement contre le cancer ou les personnes vivant avec le VIH/SIDA, le CMV latent peut se réactiver et entraîner des complications importantes.

Les symptômes de réactivation du CMV ou d'infection grave chez les personnes immunodéprimées peuvent varier en fonction du système organique affecté, mais peuvent inclure:

1. **Pneumonie:** Toux, essoufflement et fièvre
2. **Maladie gastro-intestinale:** Douleurs abdominales, diarrhée et nausées
3. **Rétinite:** Problèmes de vision, corps flottants et potentiellement perte de vision
4. **Hépatite:** Jaunissement de la peau et des yeux, douleurs abdominales et fatigue
5. **Encéphalite:** Maux de tête, confusion, convulsions et déficits neurologiques

Chez les nouveau-nés atteints de CMV congénital (acquis par leur mère pendant la grossesse), les symptômes peuvent être dévastateurs et peuvent inclure:

1. Naissance prématurée

2. Petite taille pour l'âge gestationnel
3. Jaunisse
4. Éruption cutanée ou décoloration violette de la peau
5. Perte auditive
6. Problèmes de vue
7. Retards de développement ou déficiences intellectuelles

Bien que de nombreuses infections à CMV puissent être asymptomatiques ou présenter des symptômes légers et non spécifiques, il est essentiel de connaître les signes potentiels et de consulter un médecin, en particulier pour les personnes appartenant à des groupes à haut risque ou celles présentant des symptômes persistants ou graves.

Une reconnaissance et un diagnostic précoces peuvent améliorer considérablement la gestion et les résultats de l'infection à CMV, prévenant ainsi les complications potentielles et protégeant la santé des populations vulnérables.

Symptômes dans Différentes Données Démographiques

Le cytomégalovirus (CMV) peut affecter des individus de tous âges et de tous groupes démographiques ; cependant, les symptômes et la gravité de l'infection peuvent varier considérablement en fonction de l'âge, du statut immunitaire et de l'état de santé général de l'individu. Comprendre comment le CMV se présente dans différents groupes démographiques est crucial pour une reconnaissance précoce, un diagnostic précis et une prise en charge appropriée.

- **Nouveau-nés et nourrissons:**
  Le CMV congénital, qui survient lorsque le virus est transmis d'une mère infectée à son enfant à naître pendant la grossesse, peut avoir des conséquences dévastatrices sur les nouveau-nés et les nourrissons. Les symptômes peuvent inclure une naissance prématurée, un faible poids à la naissance, une jaunisse, une hépatosplénomégalie (hypertrophie du foie et de la rate), une éruption pétéchiale, une pneumonite et des

anomalies neurologiques telles qu'une microcéphalie, des calcifications cérébrales et une perte auditive neurosensorielle.

- **Enfants et adolescents:**

  Chez les enfants et adolescents en bonne santé dotés d'un système immunitaire robuste, l'infectîon primaire à CMV est souvent asymptomatique ou peut se manifester par des symptômes légers et non spécifiques tels que fièvre, fatigue, mal de gorge et gonflement des ganglions lymphatiques. Cependant, certains enfants peuvent développer une maladie de type mononucléose, accompagnée d'une fièvre prolongée, d'une fatigue extrême et d'une hépatosplénomégalie.

- **Adultes en bonne santé:**

  Chez les adultes en bonne santé dotés d'un système immunitaire compétent, une primo-infection à CMV peut provoquer de légers symptômes pseudo-grippaux, notamment de la fièvre, de la fatigue, un mal de gorge et un gonflement des ganglions lymphatiques. Cependant, de nombreuses personnes peuvent ne présenter aucun symptôme ou attribuer les symptômes bénins à d'autres maladies virales courantes.

- **Femmes enceintes:**
  Pour les femmes enceintes qui contractent une primo-infection à CMV pendant la grossesse, le virus peut potentiellement traverser le placenta et infecter le fœtus en développement, conduisant à un CMV congénital. Même si de nombreuses femmes enceintes infectées peuvent être asymptomatiques ou ne présenter que des symptômes légers, certaines peuvent développer une maladie de type mononucléose accompagnée de fièvre, de fatigue et de ganglions lymphatiques enflés.

- **Personnes immunodéprimées:**
  Les personnes dont le système immunitaire est affaibli, comme les receveurs de greffe d'organe, les patients cancéreux subissant une chimiothérapie ou une radiothérapie et celles vivant avec le VIH/SIDA, courent un risque

accru d'infections graves à CMV. Les symptômes peuvent varier en fonction du système organique affecté ; cependant, ils peuvent inclure la pneumonie, les maladies gastro-intestinales, la rétinite (pouvant entraîner une perte de vision), l'hépatite et l'encéphalite.

- **Personnes âgées:**

  Chez les personnes âgées, en particulier celles souffrant de problèmes médicaux sous-jacents ou d'un système immunitaire affaibli, l'infection à CMV peut provoquer des symptômes et des complications plus graves, tels qu'une pneumonie, une gastro-entérite et des problèmes neurologiques. La réactivation d'une infection latente à CMV dans cette population peut également contribuer à la fragilité et exacerber les problèmes de santé existants.

En comprenant la présentation diversifiée des symptômes du CMV dans différents groupes démographiques, les professionnels de la santé peuvent mieux reconnaître les infections potentielles, lancer des tests de diagnostic appropriés et proposer des stratégies de traitement et de gestion rapides adaptées à l'âge, au statut immunitaire et à l'état de santé général de l'individu.

Quand Consulter un Médecin

Bien que les infections à cytomégalovirus (CMV) soient souvent asymptomatiques ou ne provoquent que de légers symptômes pseudo-grippaux chez les individus en bonne santé, il existe certaines situations dans lesquelles il est crucial de consulter rapidement un médecin. Reconnaître ces circonstances peut aider à prévenir les complications et à garantir une gestion appropriée des infections, en particulier pour les groupes à haut risque.

- **Symptômes prolongés ou graves:**
  Supposons que vous ressentiez des symptômes tels qu'une forte fièvre, une fatigue extrême, de graves maux de tête, des douleurs musculaires persistantes et des ganglions lymphatiques enflés qui durent plus d'une semaine ou deux. Dans ce cas, vous devriez consulter un professionnel de la santé.

Ces symptômes pourraient indiquer une infection ou des complications plus graves à CMV, en particulier chez les personnes dont le système immunitaire est affaibli.

- **Symptômes chez les nouveau-nés et les nourrissons:**

  Tout signe de maladie chez les nouveau-nés ou les nourrissons, tel qu'une mauvaise alimentation, une jaunisse, une éruption cutanée ou des anomalies neurologiques, doit entraîner une évaluation médicale immédiate. Le CMV congénital peut avoir de graves conséquences sur le développement de l'enfant, et un diagnostic et un traitement précoces sont essentiels pour minimiser l'impact potentiel.

- **Grossesse:**

  Si vous êtes enceinte et pensez avoir contracté le CMV, il est essentiel de consulter rapidement un médecin. Votre professionnel de la santé peut demander des tests appropriés pour confirmer l'infection et vous fournir des conseils sur la gestion des risques potentiels pour votre enfant à naître, notamment la surveillance du CMV congénital et la discussion des options de traitement disponibles.

- **Personnes immunodéprimées:**
Les personnes dont le système immunitaire est affaibli, comme les receveurs de greffe d'organe, les patients cancéreux subissant une chimiothérapie ou une radiothérapie et celles vivant avec le VIH/SIDA, devraient consulter un médecin dès les premiers signes de symptômes liés au CMV. Ceux-ci peuvent inclure de la fièvre, de la toux, un essoufflement, des problèmes de vision ou des symptômes neurologiques. Le CMV peut entraîner de graves complications chez les personnes immunodéprimées.

- **Symptômes persistants ou qui s'aggravent après le traitement:**
Supposons que vous ayez reçu un diagnostic de CMV et que vous ayez commencé un traitement, mais que vos symptômes persistent ou s'aggravent malgré une prise en

charge appropriée. Dans ce cas, il est essentiel de consulter votre professionnel de la santé. Cela pourrait indiquer la nécessité d'ajuster le traitement ou d'une évaluation plus approfondie des complications potentielles.

- **Préoccupations ou incertitude:**
  Même si les symptômes semblent légers ou non spécifiques, il est toujours préférable de consulter un professionnel de la santé si vous avez des inquiétudes ou des incertitudes quant à la possibilité d'une infection à CMV. Ils peuvent vous fournir des conseils, commander des tests appropriés et répondre à toutes vos questions ou préoccupations concernant l'infection.

En recherchant rapidement des soins médicaux dans ces situations, les individus peuvent recevoir un diagnostic rapide, un traitement approprié et des conseils sur la gestion des risques et des complications potentiels associés à l'infection à CMV.

Une intervention précoce et une prise en charge appropriée sont essentielles pour protéger la santé et le bien-être des personnes touchées, en particulier des populations vulnérables telles que les nouveau-nés, les femmes enceintes et les personnes dont le système immunitaire est affaibli.

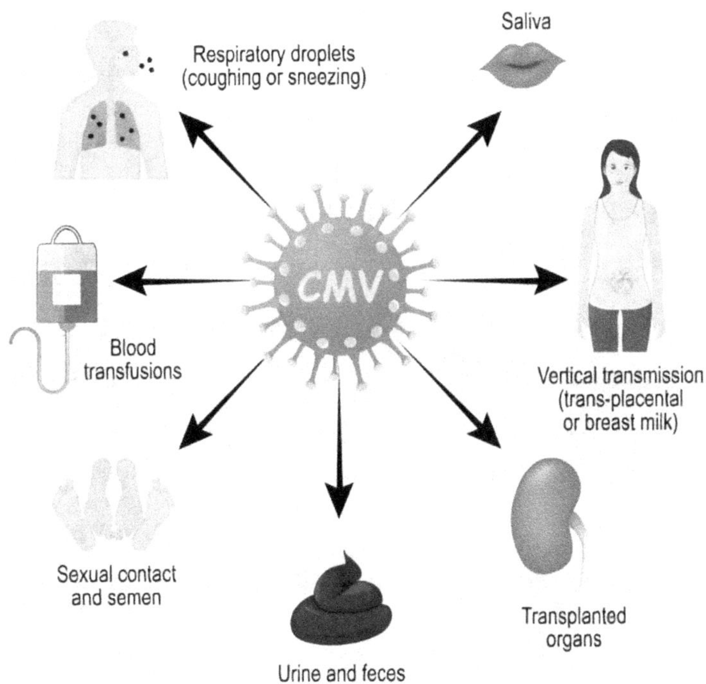

Chapitre 4

DIAGNOSTIC ET TESTS

Tests de Laboratoire pour le CMV

Un diagnostic précis de l'infection à cytomégalovirus (CMV) est essentiel pour une prise en charge et un traitement efficaces, en particulier dans les populations à haut risque. Plusieurs tests de laboratoire sont disponibles pour détecter la présence du virus, mesurer la réponse immunitaire de l'organisme et déterminer le stade et la gravité de l'infection.

- **Culture virale:**

  La culture virale est une méthode de diagnostic traditionnelle qui consiste à cultiver le virus à partir d'un échantillon de fluides corporels, tels que le sang, l'urine ou les sécrétions respiratoires. Bien que cette méthode soit très spécifique, elle prend du temps et peut prendre plusieurs semaines pour obtenir des résultats. La culture virale est généralement utilisée pour diagnostiquer le CMV congénital chez les nouveau-nés ou pour surveiller la progression de l'infection à CMV chez les personnes immunodéprimées.

- **Test de réaction en chaîne par polymérase (PCR):**
  Le test PCR est une technique de diagnostic moléculaire très sensible et spécifique qui peut détecter la présence d'ADN ou d'ARN du CMV dans divers fluides corporels, notamment le sang, l'urine et le liquide céphalo-rachidien (LCR). Ce test est particulièrement utile pour diagnostiquer les infections actives à CMV, surveiller la charge virale et évaluer l'efficacité du traitement antiviral.

- **Tests sérologiques:**

  Les tests sérologiques, tels que les tests immuno-enzymatiques (ELISA) ou les tests d'immunofluorescence, détectent la présence d'anticorps contre le CMV dans le sang du patient. Ces tests peuvent aider à déterminer si une personne a déjà été exposée au virus et peuvent aider à diagnostiquer des infections primaires ou réactivées à CMV.

- **Test d'antigénémie:**

  Le test d'antigénémie est un test spécialisé qui détecte la présence d'antigènes CMV dans le sang du patient. Ce test est couramment utilisé pour surveiller la charge virale et évaluer le risque de maladie à CMV chez les patients immunodéprimés, tels que les receveurs de greffe d'organe ou les personnes recevant une chimiothérapie.

- **Histopathologie et immunohistochimie:**

  Dans certains cas, des biopsies tissulaires peuvent être réalisées et les échantillons sont examinés au microscope pour détecter la présence de cellules cytomégaliques caractéristiques ou d'antigènes viraux. Les analyses histopathologiques et immunohistochimiques peuvent fournir des informations précieuses sur l'implication d'organes ou de tissus spécifiques dans l'infection à CMV.

Le choix du test de diagnostic dépend de divers facteurs, notamment l'âge du patient, son statut immunitaire, la présentation clinique et le stade suspecté de l'infection. Dans de nombreux cas, une combinaison de tests peut être utilisée pour comprendre l'infection à CMV et guider de manière globale les décisions de traitement appropriées.

Un diagnostic précis est crucial pour lancer des stratégies de prise en charge rapides et efficaces, protéger les personnes à haut risque et prévenir les complications potentielles associées à l'infection à CMV.

Imagerie et Autres Outils de Diagnostic

Alors que les tests de laboratoire constituent les principaux outils de diagnostic pour détecter et surveiller les infections à cytomégalovirus (CMV), diverses techniques d'imagerie et autres méthodes de diagnostic peuvent fournir des informations précieuses sur l'étendue du virus et son impact sur différents systèmes organiques.

- **Techniques d'imagerie:**
    a. ***Tomodensitométrie (TDM):*** Les tomodensitogrammes peuvent détecter une atteinte d'un organe liée au CMV, telle qu'une pneumonie, une hépatite ou des anomalies du système nerveux central (SNC). Ces images détaillées peuvent aider à identifier l'emplacement et la gravité de l'infection.
    b. ***Imagerie par résonance magnétique (IRM):*** L'IRM est particulièrement utile pour évaluer les complications neurologiques liées au CMV, telles que l'encéphalite ou les lésions cérébrales. Il peut fournir des images haute résolution du cerveau et de la moelle épinière, facilitant ainsi le

diagnostic et la surveillance des manifestations neurologiques liées au CMV.

c. ***Echographie:*** L'échographie prénatale peut jouer un rôle crucial dans la détection des signes d'infection congénitale à CMV in utero, tels qu'un retard de croissance fœtal, des calcifications cérébrales ou des anomalies du développement d'organes.

d. ***Examen fondoscopique:*** Pour les personnes à risque de rétinite liée au CMV, un examen fondoscopique peut aider à identifier et à surveiller toute anomalie ou lésion de la rétine causée par le virus.

- **Évaluation ophtalmologique:**
Des évaluations ophtalmologiques complètes, comprenant des tests d'acuité visuelle, un examen à la lampe à fente et une fondoscopie, sont essentielles au diagnostic et à la surveillance des maladies oculaires liées au CMV, telles que la rétinite ou la névrite

optique. Ces évaluations peuvent aider à détecter les premiers signes de déficience visuelle et à orienter le traitement approprié.

- **Tests auditifs:**

  Les évaluations auditives, y compris les tests de réponse auditive du tronc cérébral (ABR) et les tests d'émissions otoacoustiques (OAE), sont essentielles au diagnostic et à la surveillance de la perte auditive neurosensorielle associée aux infections congénitales à CMV. La détection et l'intervention précoces sont essentielles pour minimiser l'impact sur le développement de la parole et du langage chez les nourrissons affectés.

- **Évaluations développementales et neurologiques:**

  Pour les nourrissons et les enfants atteints de complications neurologiques congénitales ou liées au CMV, des évaluations développementales et neurologiques régulières sont essentielles. Ces évaluations peuvent aider à identifier et à suivre tout retard ou déficience des fonctions cognitives, motrices ou sensorielles, permettant ainsi une intervention précoce et des stratégies de soutien.

- **Des procédures invasives:**
  Dans certains cas, des procédures de diagnostic invasives, telles que des biopsies tissulaires ou des ponctions lombaires, peuvent être nécessaires pour obtenir des échantillons à des fins de tests en laboratoire ou pour évaluer l'implication d'organes ou de tissus spécifiques dans l'infection à CMV.

L'intégration de techniques d'imagerie, d'évaluations spécialisées et d'autres outils de diagnostic avec les tests de laboratoire offre une approche globale du diagnostic et de la surveillance des infections à CMV. Cette approche multidisciplinaire est particulièrement importante dans les populations à haut risque, telles que les nouveau-nés, les femmes enceintes et les personnes immunodéprimées, où une détection précoce et une évaluation précise de l'impact de l'infection sont cruciales pour une gestion optimale et la prévention des complications potentielles.

Interprétation des Résultats des Tests

L'interprétation des résultats des tests de diagnostic du cytomégalovirus (CMV) nécessite un examen attentif de divers facteurs, car l'interprétation peut varier en fonction de l'âge du patient, de son statut immunitaire et de sa présentation clinique. Comprendre les nuances de l'interprétation des résultats des tests est crucial pour un diagnostic précis, des décisions de traitement appropriées et une gestion efficace des infections à CMV.

- **Culture virale et tests PCR:**
    a. Une culture virale positive ou un test PCR confirme la présence d'une infection active à CMV.
    b. Chez les individus immunocompétents, un résultat positif peut indiquer une primo-infection ou la réactivation d'une infection latente.
    c. Un résultat positif chez des patients immunodéprimés peut signifier une

infection à CMV active et potentiellement grave nécessitant un traitement rapide.

d. Les tests PCR quantitatifs peuvent fournir des informations sur la charge virale, ce qui peut aider à évaluer la gravité de l'infection et à surveiller la réponse au traitement.

- **Tests sérologiques:**

    a. Les anticorps anti-immunoglobuline M (IgM) spécifiques au CMV suggèrent une infection récente ou primaire à CMV.

    b. Les anticorps anti-immunoglobuline G (IgG) spécifiques au CMV indiquent une infection ou une exposition antérieure au virus.

    c. Chez les individus immunocompétents, les anticorps IgG seuls peuvent indiquer une infection latente ou réactivée.

    d. Chez les patients immunodéprimés, l'absence d'anticorps IgG peut indiquer

un risque plus élevé de maladie grave à
CMV.

- **Test d'antigénémie:**
  a. Ce test est principalement utilisé pour surveiller l'infection à CMV chez les patients immunodéprimés, tels que les receveurs d'organes ou les personnes recevant une chimiothérapie.
  b. Un niveau d'antigénémie élevé est associé à un risque accru de maladie à CMV et peut justifier un traitement antiviral préventif ou thérapeutique.
  c. Des tests antigénémiques en série peuvent aider à évaluer l'efficacité du traitement antiviral et à orienter les décisions de traitement.

- **Histopathologie et immunohistochimie:**
  a. La présence de cellules cytomégaliques caractéristiques ou d'antigènes viraux dans des échantillons de tissus peut confirmer l'implication du CMV dans des organes ou tissus spécifiques.

    b. Combinés à la présentation clinique, ces résultats peuvent aider à diagnostiquer les maladies liées au CMV, telles que la pneumopathie, l'hépatite ou l'encéphalite.

Lors de l'interprétation des résultats du test CMV, il est essentiel de prendre en compte le tableau clinique global du patient, notamment les symptômes, l'état immunitaire et les facteurs de risque potentiels. De plus, les professionnels de la santé doivent être conscients des limites et du potentiel de résultats faussement positifs ou faussement négatifs avec certains tests ainsi que de la possibilité de réactivité croisée avec d'autres virus.

Dans de nombreux cas, une combinaison de différents tests de diagnostic peut être nécessaire pour comprendre l'infection à CMV et prendre des décisions thérapeutiques éclairées de manière globale.

Une collaboration étroite entre les prestataires de soins de santé, les professionnels de laboratoire et les spécialistes des maladies infectieuses est essentielle pour une interprétation précise des tests et une gestion optimale des infections à CMV, en particulier dans les populations à haut risque.

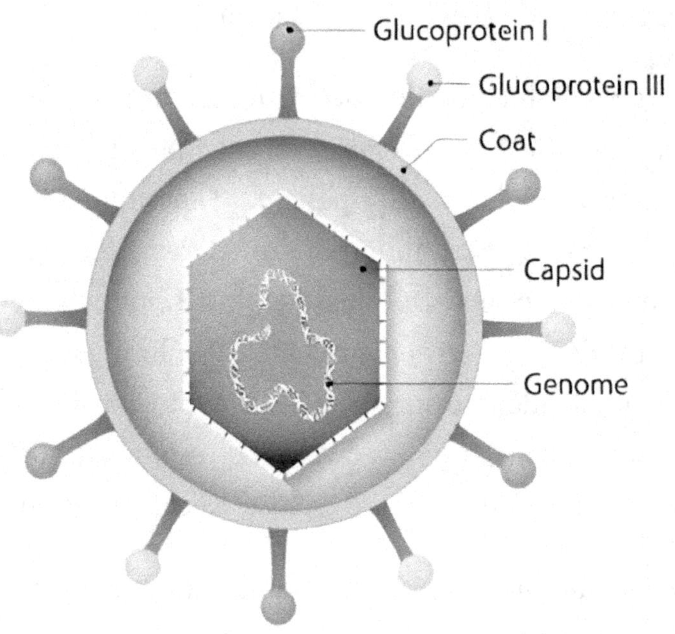

Chapitre 5

STRATÉGIES DE TRAITEMENT

Médicaments Antiviraux

Les médicaments antiviraux jouent un rôle crucial dans le traitement et la gestion des infections à cytomégalovirus (CMV), en particulier dans les populations à haut risque telles que les personnes dont le système immunitaire est affaibli, les nouveau-nés atteints de CMV congénital et les femmes enceintes présentant des infections primaires à CMV pendant la grossesse.

Les médicaments antiviraux suivants sont couramment utilisés dans le traitement des infections à CMV :

- **Ganciclovir:**

  Le ganciclovir est un médicament antiviral analogue nucléosidique largement utilisé comme traitement principal des infections à CMV. Il agit en inhibant l'ADN polymérase virale, empêchant ainsi la réplication du virus. Le ganciclovir peut être administré par voie intraveineuse ou orale (sous forme de promédicament valganciclovir).

- **Valganciclovir:**

  Le valganciclovir est un promédicament oral qui est métabolisé en ganciclovir dans l'organisme. Il constitue une option de traitement oral pratique pour certaines infections à CMV et est couramment utilisé pour le traitement et la prévention de la maladie à CMV chez les receveurs de greffe d'organe solide et de moelle osseuse.

- **Foscarnet:**

  Foscarnet est un médicament antiviral analogue au pyrophosphate qui inhibe l'ADN polymérase virale et inverse la transcriptase, empêchant ainsi la réplication virale. Il est principalement utilisé comme option de traitement de deuxième intention pour les infections à CMV dans les cas où une résistance au ganciclovir ou au valganciclovir s'est développée ou lorsque ces médicaments sont contre-indiqués en raison d'effets indésirables ou de problèmes de toxicité.

- **Cidofovir:**

  Le cidofovir est un médicament antiviral analogue nucléotidique qui inhibe l'ADN polymérase virale, empêchant ainsi la synthèse et la réplication de l'ADN viral. Il est principalement utilisé comme option de traitement de troisième intention pour la rétinite à CMV chez les patients atteints du SIDA ou pour d'autres infections à CMV résistantes ou réfractaires.

- **Létermovir:**

  Letermovir est un médicament antiviral plus récent qui inhibe le complexe viral terminase, essentiel à l'empaquetage et à la réplication de l'ADN viral. Il est approuvé pour la prophylaxie (prévention) de l'infection et de la maladie à CMV chez les receveurs adultes séropositifs au CMV d'une allogreffe de cellules souches hématopoïétiques.

Le choix du médicament antiviral, la posologie et la durée du traitement dépendent de divers facteurs, notamment l'âge du patient, son statut immunitaire, l'atteinte de ses organes et la gravité de l'infection à CMV. Dans certains cas, une combinaison de médicaments antiviraux peut améliorer l'efficacité du traitement ou vaincre la résistance potentielle aux médicaments.

Il est important de noter que les médicaments antiviraux peuvent avoir des effets secondaires et des toxicités importants, en particulier en cas d'utilisation prolongée ou chez les patients immunodéprimés. Une surveillance étroite de la part des professionnels de la santé est essentielle pour garantir l'utilisation sûre et efficace de ces médicaments et gérer les effets indésirables qui pourraient survenir.

Le traitement antiviral, associé à des soins de soutien appropriés et à la gestion des affections sous-jacentes, est essentiel pour contrôler les infections à CMV, réduire le risque de complications graves et améliorer les résultats cliniques, en particulier dans les populations à haut risque.

Options de Soins de Soutien

Alors que les médicaments antiviraux constituent la pierre angulaire du traitement des infections à cytomégalovirus (CMV), les mesures de soins de soutien jouent un rôle crucial dans la gestion des symptômes, des complications et du bien-être général des patients, en particulier ceux appartenant à des groupes à haut risque ou présentant des infections graves.

- **Hydratation et soutien nutritionnel:** Les infections à CMV peuvent provoquer une fatigue importante, une perte d'appétit et des troubles gastro-intestinaux, conduisant à une déshydratation et à une malnutrition. Assurer une hydratation adéquate au moyen de liquides intraveineux ou de solutions de réhydratation orale et fournir un soutien nutritionnel par une alimentation entérale ou parentérale peut être nécessaire dans les cas graves pour maintenir la santé globale et soutenir la capacité du corps à combattre l'infection.

- **Prise en charge des complications spécifiques à un organe:** Diverses mesures de soins de soutien peuvent être nécessaires, en fonction des systèmes organiques touchés par l'infection à CMV. Par exemple, en cas de pneumonie à CMV, une oxygénothérapie ou une ventilation mécanique peuvent être nécessaires pour soutenir la fonction respiratoire. En cas de rétinite à CMV, des interventions ophtalmologiques, telles que des injections intravitréennes d'antiviraux ou une vitrectomie, peuvent être nécessaires pour préserver la vision.

- **Gestion de la douleur:** Les infections à CMV peuvent provoquer un inconfort et des douleurs importants, notamment en cas d'atteinte ou de complications d'un organe. Des stratégies appropriées de gestion de la douleur, notamment l'utilisation d'analgésiques et d'autres interventions analgésiques, peuvent améliorer la qualité de vie du patient et faciliter son rétablissement.

- **Mesures de contrôle des infections:** Le strict respect des protocoles de contrôle des infections est crucial pour prévenir la propagation du CMV, en particulier dans les établissements de soins de santé et parmi les populations à haut risque. Des mesures telles qu'une bonne hygiène des mains, l'utilisation d'équipements de protection individuelle (EPI) et des précautions d'isolement peuvent être nécessaires pour minimiser le risque de transmission.

- **Réadaptation et thérapies de soutien:** Pour les patients qui présentent des complications ou des handicaps à long terme dus à une infection à CMV, tels qu'une perte auditive, une déficience visuelle ou des retards de développement, la réadaptation et les thérapies de soutien peuvent jouer un rôle essentiel dans l'amélioration de la qualité de vie et la promotion de la récupération fonctionnelle. Ceux-ci peuvent inclure l'orthophonie, la physiothérapie, l'ergothérapie et les interventions éducatives.

- **Soutien psychosocial:** L'impact des infections à CMV, en particulier en cas de CMV congénital ou de complications graves, peut être émotionnellement et psychologiquement accablant pour les patients et leurs familles. Fournir un accès à des conseils, à des groupes de soutien et à des services de santé mentale peut aider les individus à faire face aux défis et au stress liés à la maladie.

Les mesures de soins de soutien doivent être adaptées aux besoins individuels du patient et intégrées dans un plan de traitement complet qui aborde l'infection à CMV sous-jacente, les complications potentielles et les défis associés. En combinant un traitement antiviral avec des stratégies de soins de soutien appropriées, les professionnels de la santé peuvent optimiser les résultats cliniques, minimiser l'impact de l'infection et améliorer le bien-être général des patients touchés par le CMV.

Thérapies Émergentes

Bien que les médicaments antiviraux et les mesures de soins de soutien actuellement disponibles aient considérablement amélioré la gestion des infections à cytomégalovirus (CMV), les efforts de recherche en cours se concentrent sur le développement de thérapies nouvelles et innovantes pour relever davantage les défis du virus persistant.

Plusieurs thérapies émergentes prometteuses sont actuellement à l'étude, offrant des avancées potentielles dans le traitement et la prévention des maladies liées au CMV.

- **Nouveaux agents antiviraux:**
  Les chercheurs explorent activement de nouveaux composés antiviraux dotés de différents mécanismes d'action pour lutter contre les infections à CMV, en particulier en cas de résistance aux médicaments ou d'échec thérapeutique avec les antiviraux existants. Certains des nouveaux agents antiviraux à l'étude comprennent:

a. **Maribavir:** Un antiviral benzimidazole qui inhibe la protéine kinase virale UL97, perturbant ainsi la réplication virale. Le maribavir s'est montré prometteur dans le traitement des infections à CMV résistantes aux médicaments et fait actuellement l'objet d'essais cliniques.

b. **Brincidofovir:** Un analogue de nucléotide conjugué aux lipides qui inhibe la synthèse de l'ADN viral. Le brincidofovir a démontré son potentiel dans le traitement des infections à CMV chez les receveurs de cellules souches hématopoïétiques et est en cours d'évaluation pour diverses indications, notamment le traitement des infections à adénovirus.

- **Approches immunothérapeutiques:** L'exploitation du pouvoir du système immunitaire pour combattre les infections à CMV est un domaine de recherche actif. Les stratégies immunothérapeutiques à l'étude comprennent:

a. **Thérapies à cellules T spécifiques au CMV:** Celles-ci impliquent l'isolement, l'expansion et la perfusion de lymphocytes T spécifiques du CMV provenant du patient ou d'un donneur pour renforcer la réponse immunitaire contre le virus. Les essais cliniques ont montré des résultats prometteurs dans la prévention et le traitement des infections à CMV chez les patients immunodéprimés.

b. **Des anticorps monoclonaux:** Des anticorps monoclonaux ciblant des protéines ou des antigènes spécifiques du CMV sont à l'étude en tant qu'agents immunothérapeutiques potentiels. Ces anticorps pourraient neutraliser le virus, bloquer l'entrée dans les cellules hôtes ou renforcer la réponse immunitaire contre le CMV.

- **Thérapie génique et approches génétiques:**

Les technologies génétiques émergentes, telles que l'édition génétique et l'interférence

ARN (ARNi), sont explorées comme stratégies potentielles pour cibler et perturber les infections à CMV au niveau moléculaire. Ces approches visent à manipuler les voies cellulaires ou les gènes viraux pour inhiber la réplication virale ou renforcer les défenses antivirales de l'hôte.

Même si bon nombre de ces thérapies émergentes en sont encore aux premiers stades de développement et d'essais cliniques, elles représentent des voies prometteuses pour améliorer la gestion et la prévention des infections à CMV, en particulier dans les populations à haut risque et dans les cas où les options thérapeutiques actuelles sont limitées ou inefficaces.

La poursuite de la recherche, de la collaboration et des investissements dans ces approches innovantes est essentielle pour faire progresser notre compréhension et notre capacité à combattre cette menace virale persistante.

Chapitre 6

VIVRE AVEC LE CMV

Gestion Quotidienne de la VMC

Pour les personnes vivant avec des infections à cytomégalovirus (CMV), en particulier celles appartenant à des groupes à haut risque ou présentant des symptômes chroniques ou récurrents, la mise en œuvre de stratégies de gestion quotidienne efficaces est cruciale pour maintenir la santé globale, réduire le risque de complications et améliorer la qualité de vie.

Bien que l'approche de prise en charge spécifique puisse varier en fonction de l'âge de l'individu, de son statut immunitaire et de la gravité de l'infection, plusieurs aspects essentiels doivent être pris en compte.

- **Adhésion aux schémas thérapeutiques:** Le strict respect des schémas thérapeutiques antiviraux prescrits est essentiel pour gérer avec succès les infections à CMV. Les patients doivent prendre leurs médicaments comme indiqué, sans sauter de dose ni modifier la posologie sans consulter leur professionnel de la santé. Le maintien d'un traitement cohérent peut aider à contrôler la réplication virale, à réduire le risque de complications et à prévenir le développement d'une résistance aux médicaments.

- **Symptômes de surveillance et de rapport:** Les personnes vivant avec une infection à CMV doivent surveiller avec vigilance leurs symptômes et signaler rapidement tout changement ou toute nouvelle préoccupation à leur équipe soignante. Des contrôles réguliers et des rendez-vous de suivi peuvent aider les prestataires de soins à évaluer l'efficacité du traitement, à ajuster les posologies des médicaments si nécessaire et à traiter rapidement toute complication ou effet secondaire.

- **Pratiquer une bonne hygiène:** La mise en œuvre de bonnes pratiques d'hygiène peut contribuer à prévenir la propagation du CMV et à réduire le risque de réinfection ou de réactivation. Cela comprend le lavage fréquent des mains, le fait de couvrir la toux et les éternuements, d'éviter de partager des objets personnels comme des ustensiles ou des récipients à boisson et de pratiquer une manipulation sûre des fluides corporels.

- **Gérer le stress et la fatigue:** Les infections à CMV peuvent souvent provoquer une fatigue importante et un stress émotionnel, notamment en cas de maladie chronique ou grave. L'intégration de techniques de gestion du stress, telles que la méditation, le yoga ou le conseil, et la priorité au repos et aux soins personnels peuvent aider les personnes à faire face aux exigences physiques et émotionnelles de la vie avec le CMV.

- **Maintenir une alimentation équilibrée:** Une alimentation nutritive et équilibrée peut favoriser la santé globale et fournir à l'organisme les ressources nécessaires pour combattre efficacement les infections. Les personnes atteintes de CMV devraient consulter un diététiste ou un professionnel de la santé pour élaborer un plan alimentaire qui répond à leurs besoins nutritionnels et tient compte des restrictions ou intolérances alimentaires.

- **Rester actif:** Telle que tolérée et recommandée par les prestataires de soins de santé, l'activité physique régulière peut aider à maintenir une forme physique globale, à réduire le stress et à favoriser un sentiment de bien-être. Des exercices à faible impact comme la marche, la natation ou le yoga léger peuvent bénéficier aux personnes vivant avec le CMV.

- **Construire un système de support:** Vivre avec le CMV peut être difficile, tant physiquement qu'émotionnellement. Construire un système de soutien solide par le biais de la famille, des amis, des groupes de soutien ou des services de conseil peut constituer une source précieuse d'encouragement, de compréhension et d'assistance pratique.

En intégrant ces stratégies de gestion quotidiennes dans leur routine, les personnes vivant avec le CMV peuvent participer activement à leurs soins et prendre des mesures proactives pour minimiser l'impact de l'infection sur leur bien-être général. Une collaboration étroite avec les professionnels de la santé et une communication ouverte sur les préoccupations ou les défis sont essentielles pour adapter l'approche de gestion aux besoins et aux circonstances uniques de chaque individu.

Considérations de Santé à Long Terme

Bien que les infections à cytomégalovirus (CMV) soient souvent spontanément résolutives et puissent disparaître sans complications significatives chez les individus en bonne santé, certaines populations, notamment celles dont le système immunitaire est affaibli, les nouveau-nés atteints de CMV congénital et les individus souffrant d'infections graves ou récurrentes, peuvent être confrontées à des problèmes de santé à long terme. considérations qui nécessitent un suivi et une gestion minutieux.

- **Dommages chroniques aux organes:**
  Dans certains cas, les infections à CMV peuvent entraîner des lésions chroniques ou progressives de divers organes, tels que les poumons, le foie, le tractus gastro-intestinal ou les yeux. Une surveillance et un suivi réguliers auprès des professionnels de la santé sont essentiels pour évaluer le fonctionnement des organes, détecter tout dommage persistant ou résiduel et mettre en œuvre des interventions ou des traitements appropriés pour minimiser toute détérioration supplémentaire.

- **Complications neurologiques:**
  Les infections à CMV, en particulier le CMV congénital, peuvent avoir des implications neurologiques à long terme, notamment des retards de développement, des déficiences intellectuelles, des convulsions et des

déficiences auditives ou visuelles. Les personnes touchées par ces complications peuvent avoir besoin de soins spécialisés continus, tels que l'orthophonie, l'ergothérapie ou des services de soutien éducatif, pour répondre à leurs besoins spécifiques et promouvoir un développement et une qualité de vie optimaux.

- **Infections secondaires:**
  Les infections à CMV peuvent affaiblir le système immunitaire, augmentant ainsi le risque d'infections bactériennes, fongiques ou virales secondaires. Les personnes atteintes d'infections chroniques ou récurrentes à CMV peuvent avoir besoin d'une surveillance régulière pour détecter les infections opportunistes et d'interventions prophylactiques ou thérapeutiques appropriées pour prévenir ou gérer ces complications.

- **Surveillance du système immunitaire:**
  Chez les personnes immunodéprimées, telles que les receveurs de greffe d'organe ou celles

atteintes du VIH/SIDA, une surveillance régulière du fonctionnement du système immunitaire est cruciale. Cela peut impliquer des tests périodiques pour évaluer le nombre de cellules immunitaires, les niveaux d'anticorps, la compétence immunitaire globale et des ajustements des thérapies immunosuppressives ou des schémas thérapeutiques si nécessaire.

- **Soutien émotionnel et psychologique:**
Vivre avec les effets à long terme des infections à CMV, en particulier dans les cas de CMV congénitale ou de complications graves, peut avoir des conséquences émotionnelles et psychologiques sur les individus et leurs familles. L'accès aux services de santé mentale, aux conseils et aux groupes de soutien peut s'avérer inestimable pour faire face aux défis, gérer le stress et l'anxiété et promouvoir le bien-être général.

- **Modifications du mode de vie:**
En fonction de la gravité et des complications de l'infection à CMV, les individus peuvent

devoir modifier leur mode de vie à long terme pour répondre à leurs besoins en matière de santé. Cela pourrait inclure la modification des habitudes alimentaires, la mise en œuvre de techniques de gestion du stress, la pratique d'activités physiques appropriées ou la modification de l'environnement pour améliorer l'accessibilité ou réduire l'exposition à des sources potentielles d'infection.

La gestion efficace à long terme des infections à CMV nécessite une approche multidisciplinaire impliquant des professionnels de santé de diverses spécialités, tels que des spécialistes des maladies infectieuses, des neurologues, des ophtalmologistes et des professionnels de la santé mentale.

Ajustements du Mode de vie et Stratégies D'adaptation

Vivre avec une infection à cytomégalovirus (CMV), en particulier pour les personnes appartenant à des groupes à haut risque ou présentant des symptômes chroniques ou récurrents, peut nécessiter des ajustements de style de vie et des stratégies d'adaptation efficaces pour gérer les défis physiques, émotionnels et pratiques associés à la maladie.

- **Donner la priorité au repos et aux économies d'énergie:** Les infections à CMV peuvent provoquer une fatigue et une faiblesse importantes, ce qui rend essentiel la priorité au repos et à la conservation de l'énergie. Les individus peuvent avoir besoin d'ajuster leurs routines quotidiennes, de réduire leur charge de travail ou de déléguer des tâches pour gérer plus efficacement leur niveau d'énergie. Intégrer des périodes de repos régulières, faire une sieste ou pratiquer des techniques de relaxation comme la méditation ou des exercices de respiration profonde peut aider à combattre la fatigue et à favoriser le bien-être général.

- **Adapter les habitudes alimentaires:** Le maintien d'une alimentation équilibrée et nutritive est crucial pour soutenir la santé globale et la capacité du corps à combattre les infections. Les personnes atteintes de CMV peuvent devoir modifier leurs habitudes alimentaires en fonction de leurs besoins spécifiques et des complications ou effets secondaires associés au traitement. Travailler avec un diététiste ou un nutritionniste professionnel peut aider à élaborer un plan de repas personnalisé qui répond aux besoins nutritionnels spécifiques, aux intolérances alimentaires ou aux restrictions alimentaires.

- **Pratiquer une bonne hygiène et contrôler les infections:** Le respect de pratiques d'hygiène strictes et de mesures de contrôle des infections est essentiel pour prévenir la propagation du CMV et réduire le risque de réinfection ou de réactivation. Cela implique de se laver fréquemment les mains, d'éviter de partager des objets personnels, de manipuler en toute sécurité les fluides corporels et de suivre toutes les précautions supplémentaires recommandées par les professionnels de la santé, en particulier dans les établissements de soins de santé ou lors des interactions avec des personnes à haut risque.

- **Gestion du stress et soutien émotionnel:** Vivre avec le CMV peut être un défi émotionnel et psychologique, en particulier lorsqu'il s'agit de symptômes chroniques, de complications ou d'impact sur la vie quotidienne. L'intégration de techniques de gestion du stress, telles que des pratiques de pleine conscience, des conseils ou l'adhésion à des groupes de soutien, peut aider les individus à faire face aux exigences émotionnelles de la maladie et favoriser un sentiment de connexion et de compréhension.

- **Pratiquer une activité physique:** Telle que tolérée et recommandée par les prestataires de soins de santé, une activité physique régulière à faible impact peut aider à maintenir une forme physique globale, à réduire le stress et à favoriser un sentiment de bien-être. Des activités comme la marche, la natation ou le yoga doux peuvent bénéficier aux personnes vivant avec le CMV, à condition qu'elles soient adaptées aux capacités et limitations individuelles.

- **Construire un réseau de soutien:** Développer un solide réseau de soutien peut être inestimable pour les personnes vivant avec le CMV. Ce réseau peut inclure des membres de la famille, des amis, des groupes de soutien ou des communautés en ligne qui peuvent offrir une assistance pratique, un soutien émotionnel et un sentiment de compréhension commune.

- **Rester informé et défendre vos intérêts:** Se renseigner sur le CMV, ses complications potentielles et les traitements disponibles peut permettre aux individus de prendre des décisions éclairées concernant leurs soins et de défendre efficacement leurs besoins. Maintenir une communication ouverte avec les professionnels de la santé, poser des questions et participer activement aux décisions de traitement peut améliorer les résultats globaux et la qualité de vie.

Chapitre 7

POPULATIONS SPÉCIALES

CMV Pendant la Grossesse

L'infection à cytomégalovirus (CMV) pendant la grossesse est une préoccupation importante en raison du risque potentiel de transmission du virus au fœtus en développement, une maladie connue sous le nom de CMV congénital.

Le CMV congénital peut entraîner de graves incapacités congénitales et des incapacités à long terme, ce qui rend crucial que les femmes enceintes et leurs prestataires de soins de santé soient conscients des risques, des mesures préventives et des stratégies de prise en charge appropriées.

- **Risques et conséquences:**
  - La primo-infection à CMV pendant la grossesse présente le risque de transmission congénitale le plus élevé, avec des taux allant de 30 à 40 %.
  - Le CMV congénital peut entraîner une gamme de handicaps congénitaux, notamment une perte auditive, une déficience visuelle, une déficience intellectuelle, des convulsions et des retards de développement.
  - La gravité des effets sur le fœtus dépend du moment de l'infection au cours de la grossesse, les infections survenant plus tôt au cours de la gestation étant généralement associées à des conséquences plus graves.

- **Mesures préventives:**
  - Pratiquer une bonne hygiène, comme se laver fréquemment les mains et éviter de partager des ustensiles ou des tasses, peut réduire le risque de contracter le CMV pendant la grossesse.

- ○ Éviter tout contact étroit avec les jeunes enfants, qui constituent une source courante de transmission du CMV, peut également contribuer à prévenir l'infection.
- ○ Les travailleurs de la santé doivent suivre des protocoles stricts de contrôle des infections afin de minimiser l'exposition professionnelle au CMV.

- **Dépistage et diagnostic:**
  - ○ Le dépistage systématique du CMV pendant la grossesse n'est pas universellement recommandé, mais il peut être envisagé pour les femmes présentant des facteurs de risque spécifiques ou dans les zones à forte prévalence du CMV.
  - ○ Si une primo-infection à CMV est suspectée pendant la grossesse, des tests de diagnostic tels que la sérologie (dépistage des anticorps spécifiques au CMV) ou la PCR (détection de l'ADN viral) peuvent être effectués.

○ L'échographie prénatale et l'IRM fœtale peuvent être utilisées pour évaluer d'éventuelles anomalies congénitales ou des signes d'infection fœtale.

- **Prise en charge et traitement:**
  - ○ Si une primo-infection à CMV est confirmée pendant la grossesse, une surveillance étroite du fœtus, comprenant des échographies et des tests fœtaux réguliers, est recommandée.
  - ○ Des médicaments antiviraux, tels que le valganciclovir ou le ganciclovir, peuvent être envisagés chez les femmes enceintes présentant une primo-infection à CMV, en particulier en cas d'atteinte fœtale ou de maladie maternelle grave.
  - ○ La gestion de l'accouchement, y compris la nécessité potentielle d'une césarienne, dépendra de la gravité de l'infection et de la présence de complications fœtales.

- **Soins post-partum:**
  - Les nouveau-nés atteints de CMV congénital peuvent nécessiter des soins spécialisés, notamment des évaluations de l'audition et de la vision, des évaluations du développement et un traitement antiviral potentiel.
  - Un suivi à long terme et des services de soutien, tels que des programmes et des thérapies d'intervention précoce, peuvent être nécessaires pour les nourrissons atteints de CMV congénital.

Une prévention efficace, une détection précoce et une prise en charge appropriée du CMV pendant la grossesse sont essentielles pour minimiser le risque de transmission congénitale et le potentiel d'incapacités congénitales graves et d'incapacités à long terme. Une collaboration étroite entre les femmes enceintes, les obstétriciens et les équipes soignantes est essentielle pour garantir les meilleurs résultats possibles pour la mère et l'enfant.

CMV Chez les Personnes Immunodéprimées

Les personnes dont le système immunitaire est affaibli, comme les receveurs de greffe d'organe, les patients cancéreux subissant une chimiothérapie ou une radiothérapie et celles vivant avec le VIH/SIDA, courent un risque significativement plus élevé de développer des complications graves et potentiellement mortelles dues à des infections à cytomégalovirus (CMV).

Dans ces populations, le CMV peut se réactiver à partir d'un état latent ou provoquer une primo-infection, entraînant des conséquences potentiellement dévastatrices.

- **Risques et conséquences :**
    - Le CMV est l'une des principales causes d'infections virales et de maladies chez les personnes immunodéprimées, contribuant à l'augmentation des taux de morbidité et de mortalité.

- Chez les receveurs d'organes solides, le CMV peut provoquer un rejet d'organe, un échec du greffon et diverses maladies des organes cibles, telles que la pneumonie, l'hépatite et les maladies gastro-intestinales.
- Chez les receveurs de greffe de cellules souches hématopoïétiques (GCSH), le CMV peut entraîner des complications graves, notamment une pneumonie, une entérite, une rétinite et un risque accru de maladie du greffon contre l'hôte (GVHD).
- Chez les personnes vivant avec le VIH/SIDA, le CMV peut provoquer une rétinite, entraînant une perte de vision, ainsi que d'autres infections systémiques graves affectant divers organes.

- **Stratégies préventives:**
  - Le dépistage du statut CMV (tests sérologiques) avant la transplantation ou le traitement immunosuppresseur

est crucial pour stratifier le risque et orienter les stratégies préventives.

- ○ Une prophylaxie antivirale avec des médicaments comme le valganciclovir ou le ganciclovir peut être administrée aux patients à haut risque pour prévenir la réactivation ou la maladie du CMV.

- ○ Des mesures strictes de contrôle des infections, telles que l'hygiène des mains, les précautions d'isolement et la manipulation appropriée des fluides corporels, sont essentielles pour prévenir la transmission du CMV dans les établissements de soins de santé.

- **Surveillance et diagnostic:**
  - ○ La réactivation régulière du CMV ou la surveillance de la maladie sont essentielles pour les personnes immunodéprimées, généralement par le biais de tests de charge virale (PCR) ou de tests d'antigénémie.

  - ○ La détection précoce de l'infection ou de la réactivation du CMV est cruciale pour l'instauration rapide du traitement et la prévention des maladies des organes cibles.

- ○ Des procédures de diagnostic, telles que des biopsies ou des études d'imagerie, peuvent être nécessaires pour confirmer l'implication du CMV dans des organes ou tissus spécifiques.

- **Traitement et gestion:**
    - ○ Les médicaments antiviraux, tels que le ganciclovir, le valganciclovir, le foscarnet ou le cidofovir, constituent le pilier du traitement des infections à CMV chez les personnes immunodéprimées.
    - ○ Le choix de l'agent antiviral, de la posologie et de la durée du traitement dépend de la gravité de l'infection, du statut immunitaire du patient et de la présence d'une résistance aux médicaments.
    - ○ Les soins de soutien, tels que l'hydratation, le soutien nutritionnel et la gestion des complications

> spécifiques à un organe, sont essentiels pour des résultats optimaux.
>
> ○ Dans les cas graves ou réfractaires, de nouveaux agents antiviraux, des immunothérapies ou une combinaison de modalités de traitement peuvent être envisagées.

Une prévention efficace, une détection précoce et un traitement rapide des infections à CMV chez les personnes immunodéprimées sont essentiels pour minimiser le risque de complications graves et améliorer les résultats globaux. Une collaboration étroite entre les spécialistes des maladies infectieuses, les équipes de transplantation, les oncologues et autres professionnels de la santé est essentielle pour une gestion et des soins optimaux de ces patients à haut risque.

CMV Pédiatrique

Les infections à cytomégalovirus (CMV) chez les enfants peuvent avoir des implications importantes, en particulier dans le cas du CMV congénital, qui survient lorsque le virus est transmis d'une mère infectée à son enfant à naître pendant la grossesse. Le CMV pédiatrique présente également des risques pour les enfants dont le système immunitaire est affaibli ou ceux qui subissent une transplantation d'organe.

- **CMV congénital:**
    - Le CMV congénital est l'une des infections congénitales les plus courantes, touchant environ 1 nouveau-né sur 200 dans le monde.
    - Cela peut entraîner toute une série de handicaps congénitaux et de handicaps à long terme, notamment une perte auditive, une déficience visuelle, une déficience intellectuelle, des convulsions et des retards de développement.
    - La gravité des effets sur le fœtus dépend du moment de l'infection au cours de la grossesse, les infections survenant plus tôt au cours de la gestation étant généralement associées à des conséquences plus graves.

- Les nourrissons atteints de CMV congénital symptomatique peuvent présenter des caractéristiques telles que des éruptions pétéchies, une jaunisse, une hépatosplénomégalie (hypertrophie du foie et de la rate) et des anomalies neurologiques.

- **CMV acquis chez les enfants:**
  - La plupart des enfants en bonne santé qui contractent le CMV après la naissance ne présentent aucun symptôme ou seulement de légers symptômes pseudo-grippaux.
  - Cependant, chez les enfants dont le système immunitaire est affaibli, comme ceux qui subissent une chimiothérapie ou une transplantation d'organe, le CMV peut entraîner de graves complications, notamment une pneumonie, une hépatite et une maladie gastro-intestinale.

- **Diagnostic et dépistage:**
  - Les tests de diagnostic du CMV congénital peuvent inclure des tests PCR d'échantillons de salive, d'urine ou de sang provenant du nouveau-né et des tests prénatals pendant la grossesse (sérologie, PCR ou échographie).
  - Le dépistage du CMV congénital n'est pas universellement recommandé, mais il peut être envisagé dans les populations à haut risque ou dans les zones à forte prévalence du CMV.
  - Chez les enfants atteints d'infections acquises à CMV, les tests de diagnostic peuvent inclure des tests sérologiques (pour les anticorps) ou des tests PCR pour l'ADN viral.

- **Traitement et gestion:**
  - Des médicaments antiviraux, tels que le ganciclovir ou le valganciclovir, peuvent être prescrits aux nourrissons présentant des symptômes congénitaux à CMV ou à des infections

graves acquises à CMV chez les enfants immunodéprimés.

- ○ Les soins de soutien, tels que les évaluations auditives et visuelles, les évaluations du développement et les thérapies d'intervention précoce (par exemple, orthophoniques, professionnelles, physiques), sont cruciaux pour les nourrissons atteints de CMV congénital.

- ○ Un suivi à long terme et une surveillance des complications potentielles tardives, telles que la perte auditive ou les retards de développement, sont essentiels pour les enfants atteints de CMV congénital.

Une collaboration étroite entre pédiatres, obstétriciens, spécialistes des maladies infectieuses et autres professionnels de la santé est essentielle pour garantir les meilleurs résultats possibles pour les enfants touchés et leurs familles.

Chapitre 8

AVANCÉES DE LA RECHERCHE

Découvertes Scientifiques Récentes

Le domaine de la recherche sur le cytomégalovirus (CMV) a connu des progrès significatifs ces dernières années, motivés par la recherche continue de ce virus complexe et le développement de stratégies de prévention, de diagnostic et de traitement plus efficaces.

Ces découvertes scientifiques ont mis en lumière la biologie, la pathogenèse et les interactions hôte-virus du CMV, ouvrant la voie à des avancées potentielles dans la lutte contre cette menace virale persistante.

- **Entrée virale et interactions avec les cellules hôtes:** Les chercheurs ont fait de grands progrès dans la compréhension des mécanismes complexes par lesquels le CMV pénètre et manipule les cellules hôtes. Ces découvertes ont révélé les récepteurs d'entrée du virus, le rôle des protéines virales dans le détournement des voies cellulaires et les stratégies employées par le CMV pour échapper aux défenses immunitaires de l'hôte. Ces connaissances ont ouvert des voies pour explorer de nouvelles cibles thérapeutiques et développer des interventions susceptibles de perturber le cycle de vie viral à différentes étapes.

- **Réponse immunitaire et tactiques d'évasion virale:** Des progrès significatifs ont été réalisés dans la compréhension de l'interaction complexe entre le CMV et le système immunitaire de l'hôte. Les scientifiques ont identifié des protéines virales clés et des mécanismes qui permettent au CMV d'échapper à la reconnaissance immunitaire et de supprimer les réponses immunitaires. Ces découvertes ont permis de mieux comprendre les stratégies potentielles visant à améliorer la surveillance immunitaire et à développer des approches immunothérapeutiques contre les infections à CMV.

- **Génomique et épidémiologie moléculaire:** Les progrès des technologies génomiques ont permis aux chercheurs d'étudier la diversité génétique et l'évolution des souches de CMV. En séquençant et en analysant les génomes de différents isolats de CMV, les scientifiques ont acquis des informations précieuses sur la variabilité génétique du virus, les facteurs de virulence potentiels et l'émergence de mutations de résistance aux médicaments. Ces connaissances peuvent éclairer le développement d'outils de diagnostic plus efficaces, de thérapies ciblées et de candidats vaccins potentiels.

- **Développement de médicaments antiviraux:** La recherche de nouveaux agents antiviraux contre le CMV s'est intensifiée, motivée par la nécessité de lutter contre la résistance aux médicaments et d'améliorer les options thérapeutiques pour les populations à haut risque. Les chercheurs ont exploré de nouvelles classes de composés dotés de mécanismes d'action différents, tels que les analogues nucléosidiques, les inhibiteurs de protéase et les inhibiteurs de terminase. Certains de ces médicaments expérimentaux ont montré des résultats prometteurs dans des études précliniques et cliniques, offrant des alternatives potentielles aux thérapies antivirales existantes.

- **Efforts de développement de vaccins:** La recherche d'un vaccin efficace contre le CMV est une entreprise de longue date en immunologie virale. Les chercheurs ont exploré diverses plates-formes vaccinales, notamment les vaccins vivants atténués, sous-unitaires et vectoriels, dans le but d'induire des réponses immunitaires robustes et durables contre le CMV. Bien qu'aucun vaccin autorisé contre le CMV ne soit actuellement disponible, plusieurs candidats vaccins ont montré des résultats prometteurs lors d'essais cliniques, ravivant l'espoir d'une solution préventive contre cette infection virale répandue.

Ces découvertes scientifiques récentes ont approfondi notre compréhension du CMV et ouvert de nouvelles voies pour des interventions potentielles et des stratégies thérapeutiques. Les efforts de collaboration entre les chercheurs, les professionnels de la santé et les organismes de réglementation seront cruciaux pour traduire ces avancées scientifiques en avantages tangibles pour les personnes à risque ou affectées par les infections à CMV.

Développement de Vaccins

Le développement d'un vaccin efficace et sûr contre le cytomégalovirus (CMV) est un objectif de longue date en immunologie virale et en recherche vaccinale. Bien qu'aucun vaccin contre le CMV homologué ne soit actuellement disponible, des progrès significatifs ont été réalisés ces dernières années, plusieurs vaccins candidats prometteurs franchissant diverses étapes de développement clinique.

- **Défis liés au développement d'un vaccin contre le CMV:**
    - Le CMV est un virus complexe doté d'un génome volumineux, ce qui rend difficile l'identification et le ciblage des antigènes les plus efficaces pour induire une immunité protectrice.
    - Le virus peut échapper et moduler le système immunitaire de l'hôte par divers mécanismes, ce qui complique le développement d'un vaccin capable de provoquer une réponse immunitaire robuste et durable.
    - Diverses populations, notamment les nouveau-nés, les femmes enceintes et les personnes immunodéprimées, peuvent nécessiter différentes stratégies vaccinales adaptées à leurs besoins et à leurs réponses immunitaires.

- **Plateformes et approches vaccinales:**
  - ***Vaccins vivants atténués:*** Ces vaccins utilisent une forme affaiblie ou atténuée du virus CMV pour stimuler une réponse immunitaire. Bien que potentiellement efficaces, des problèmes de sécurité ont entravé leur développement pour une utilisation dans certaines populations, telles que les femmes enceintes et les personnes immunodéprimées.
  - ***Vaccins sous-unitaires:*** Ces vaccins contiennent des protéines spécifiques du CMV ou des complexes protéiques conçus pour provoquer une réponse immunitaire ciblée contre le virus. Les chercheurs ont exploré divers antigènes du CMV, notamment la glycoprotéine B (gB) et le complexe pentamérique (PC), comme candidats vaccins potentiels.
  - ***Vaccins vectoriels:*** Ces vaccins utilisent des virus ou des bactéries inoffensifs comme vecteurs pour

délivrer les antigènes du CMV et stimuler une réponse immunitaire. Les vecteurs viraux, tels que la vaccine modifiée ou les adénovirus, ont été explorés comme plates-formes potentielles d'administration des vaccins contre le CMV.

- ○ ***Stratégies Prime-Boost:*** Les chercheurs étudient l'utilisation de différentes plates-formes vaccinales dans le cadre d'une approche d'amorçage-rappel, dans laquelle un vaccin initial amorce le système immunitaire, et un vaccin de rappel ultérieur améliore et renforce davantage la réponse immunitaire contre le CMV.

- **Essais cliniques et candidats prometteurs:**
  - ○ Plusieurs vaccins candidats contre le CMV ont montré des résultats prometteurs dans des études précliniques et des essais cliniques à un stade précoce, démontrant leur

capacité à induire des réponses immunitaires robustes et leur efficacité potentielle dans la prévention de l'infection ou de la maladie à CMV.

- ○ Les candidats notables incluent le vaccin sous-unitaire gB/MF59, le vaccin bivalent V160 (contenant le gB et le PC) et l'approche vaccinale basée sur l'ARNm, qui utilise la technologie de l'ARN messager pour administrer les antigènes du CMV.

- ○ Les essais cliniques en cours évaluent l'innocuité, l'immunogénicité et l'efficacité potentielle de ces candidats vaccins dans diverses populations cibles, notamment les adultes en bonne santé, les adolescents, les femmes enceintes et les greffés.

Bien que d'importants défis demeurent, les progrès réalisés dans le développement d'un vaccin contre le CMV représentent une étape prometteuse vers une réduction potentielle du fardeau mondial des infections à CMV et la protection des populations vulnérables contre les conséquences dévastatrices de cette menace virale persistante.

L'avenir du Traitement du CMV

L'avenir du traitement par le cytomégalovirus (CMV) offre des perspectives prometteuses alors que les recherches en cours et les progrès scientifiques mettent en lumière des approches nouvelles et innovantes pour lutter contre cette menace virale persistante.

Alors que les médicaments antiviraux actuels et les mesures de soins de soutien ont considérablement amélioré la gestion des infections à CMV, les limites des thérapies existantes et l'émergence de la résistance aux médicaments mettent en évidence la nécessité de nouvelles stratégies de traitement.

Nouveaux agents antiviraux:
Les chercheurs explorent activement de nouvelles classes de composés antiviraux dotés de mécanismes d'action uniques pour surmonter les limites des thérapies actuelles et relever le défi de la résistance aux médicaments. Certains agents expérimentaux prometteurs comprennent:

- **Létermovir:** Un antiviral récemment approuvé qui inhibe le complexe viral terminase, empêchant ainsi l'empaquetage et la réplication de l'ADN viral. Le letermovir est approuvé pour la prophylaxie de l'infection à CMV chez certains receveurs de greffe.
- **Maribavir:** Un antiviral benzimidazole qui inhibe la protéine kinase virale UL97, perturbant ainsi la réplication virale. Le maribavir a montré son potentiel dans le traitement des infections à CMV résistantes aux médicaments.
- **Brincidofovir:** Un analogue de nucléotide conjugué à des lipides qui inhibe la synthèse de l'ADN viral, actuellement à l'étude pour diverses indications, notamment le traitement des infections à CMV.

Approches immunothérapeutiques:

Exploiter le système immunitaire pour lutter contre les infections à CMV est un domaine de recherche actif. Les stratégies immunothérapeutiques à l'étude comprennent:

- **CThérapies à cellules T spécifiques au MV:** Celles-ci impliquent l'isolement, l'expansion et la perfusion de lymphocytes T spécifiques du CMV provenant du patient ou d'un donneur pour renforcer la réponse immunitaire contre le virus.

- **Des anticorps monoclonaux:** Des anticorps monoclonaux ciblant des protéines ou des antigènes spécifiques du CMV sont à l'étude en tant qu'agents immunothérapeutiques potentiels pour neutraliser le virus, bloquer l'entrée dans les cellules hôtes ou améliorer la réponse immunitaire.

- **Inhibiteurs de points de contrôle immunitaires:** Ces thérapies visent à moduler la réponse du système immunitaire en ciblant les voies immunosuppressives, améliorant potentiellement la capacité de l'organisme à reconnaître et à éliminer les cellules infectées par le CMV.

Thérapie génique et génie génétique:

Les progrès des technologies de thérapie génique et de génie génétique ont ouvert de nouvelles possibilités pour cibler et perturber les infections à CMV au niveau moléculaire. Les approches à l'étude comprennent:

- **Outils d'édition génétique (CRISPR/Cas9):** Ces outils peuvent potentiellement modifier ou perturber les gènes viraux ou les facteurs de la cellule hôte cruciaux pour la réplication virale, rendant le virus incapable de se propager efficacement.
- **Interférence ARN (ARNi):** Cette technologie exploite de petites molécules d'ARN interférentes pour faire taire des gènes viraux spécifiques ou des voies cellulaires impliquées dans la réplication et la pathogenèse du CMV.

Thérapies combinées:

L'avenir du traitement du CMV pourrait impliquer la combinaison stratégique de différentes modalités thérapeutiques, telles que les médicaments antiviraux, les immunothérapies et les interventions génétiques, pour obtenir des effets synergiques et vaincre la résistance aux médicaments. Les approches de médecine personnalisée, adaptées aux caractéristiques individuelles des patients et aux souches virales, jouent également un rôle dans l'optimisation des résultats du traitement.

À mesure que la recherche progresse dans ces domaines, l'avenir du traitement contre le CMV est prometteur pour des approches plus efficaces, ciblées et personnalisées pour gérer cette infection virale persistante. Toutefois, les efforts de collaboration entre les chercheurs, les professionnels de la santé, les organismes de réglementation et les partenaires industriels seront cruciaux pour traduire ces découvertes scientifiques.

Chapitre 9

RESSOURCES ET SOUTIEN

Groupes de Soutien et Communautés

Vivre avec une infection à cytomégalovirus (CMV), que ce soit en tant que patient, soignant ou membre de la famille, peut être une aventure pleine de défis physiques, émotionnels et pratiques. Les groupes de soutien et les communautés peuvent constituer une source précieuse d'encouragement, de compréhension et d'assistance pratique pour les personnes confrontées aux complexités du CMV.

- **Groupes de soutien en personne:**
  Les groupes de soutien locaux en personne, organisés par des établissements de santé, des organisations à but non lucratif ou des centres

communautaires, peuvent offrir un sentiment de communauté et de connexion avec d'autres personnes confrontées à des expériences similaires. Ils peuvent offrir un espace sûr pour partager des histoires personnelles, échanger des stratégies d'adaptation et recevoir un soutien émotionnel de la part de personnes qui comprennent vraiment les défis de vivre avec le CMV.

- **Communautés d'assistance en ligne:**
À l'ère numérique d'aujourd'hui, de nombreuses communautés d'assistance en ligne ont vu le jour, permettant aux individus du monde entier de se connecter et de trouver de l'aide. Ces communautés virtuelles peuvent être des forums, des groupes de médias sociaux ou des sites Web dédiés, offrant une plate-forme permettant aux individus de partager leurs expériences, de poser des questions et de recevoir des conseils d'autres personnes ayant vécu des situations similaires.

- **Organisations spécifiques à une maladie:**

  De nombreuses organisations à but non lucratif dédiées à des maladies ou affections spécifiques, telles que le CMV congénital ou la transplantation d'organes, offrent un soutien, des ressources et des programmes aux personnes touchées par le CMV. Ces organisations peuvent fournir du matériel pédagogique, organiser des événements ou des conférences, faciliter des réunions de groupes de soutien et plaider en faveur d'efforts de recherche et de sensibilisation.

- **Programmes de soutien par les pairs:**

  Certains établissements ou organisations de soins de santé proposent des programmes de soutien par les pairs qui mettent en relation les personnes vivant avec le CMV avec des bénévoles ou des mentors formés qui ont une expérience personnelle face aux défis de la maladie. Ces programmes peuvent fournir un soutien individuel, des conseils et un sentiment de compréhension partagée.

- **Soutien aux soignants:**

  Prendre soin d'une personne infectée par le CMV peut être exigeant physiquement et émotionnellement. Les ressources de soutien spécialement conçues pour les soignants, telles que les programmes de soins de répit, les services de conseil ou les groupes de soutien aux soignants, peuvent offrir une assistance pratique, des outils de gestion du stress et une communauté de soutien pour les soignants.

- **Ressources pédagogiques:**

  En plus du soutien émotionnel, de nombreuses organisations et prestataires de soins de santé proposent des ressources éducatives, telles que des webinaires, des ateliers ou du matériel d'information, pour aider les individus et leurs familles à mieux comprendre le CMV, sa prise en charge et les derniers développements en matière de recherche et de traitement.

S'engager auprès de groupes de soutien et de communautés peut procurer un sentiment d'autonomisation, de validation et d'espoir aux personnes touchées par le CMV. En se connectant avec d'autres personnes partageant des expériences similaires, les individus peuvent accéder à des connaissances, des conseils pratiques et un soutien émotionnel, renforçant ainsi leur capacité à faire face aux défis du CMV et améliorant leur bien-être général.

Matériel Pédagogique et Sensibilisation

La sensibilisation et la fourniture d'informations précises et à jour sur le cytomégalovirus (CMV) sont essentielles pour promouvoir la détection précoce, encourager les mesures préventives et soutenir les personnes touchées par l'infection. Le matériel pédagogique et les efforts de sensibilisation sont essentiels pour diffuser les connaissances et favoriser une meilleure compréhension du CMV auprès du grand public, des populations à haut risque et des professionnels de la santé.

- **Matériel éducatif pour les patients:** Le matériel éducatif des patients, tel que des brochures, des fiches d'information et des ressources multimédias, peut fournir aux individus et aux familles des informations accessibles sur le CMV, sa transmission, ses symptômes, son diagnostic et ses options de traitement. Ces supports doivent être rédigés dans un langage clair et facile à comprendre et adaptés aux différents niveaux de lecture et milieux culturels.

- **Ressources pour les professionnels de la santé:** Les professionnels de la santé, y compris les médecins, les infirmières et les spécialistes, ont besoin de ressources complètes et à jour pour rester informés des derniers développements en matière de recherche sur le CMV, de méthodes de diagnostic, de directives de traitement et de meilleures pratiques pour les soins aux patients. Les revues médicales, les lignes directrices de pratique clinique et les programmes de formation continue peuvent constituer des ressources précieuses pour les prestataires de soins de santé.

- **Campagnes de sensibilisation du public:** Les campagnes de sensibilisation du public peuvent jouer un rôle crucial dans l'amélioration des connaissances sur le CMV, en particulier parmi les populations à haut risque telles que les femmes enceintes, les personnes dont le système immunitaire est affaibli et les professionnels de santé. Ces campagnes peuvent utiliser diverses plateformes, notamment les médias sociaux, les médias traditionnels et les événements de sensibilisation communautaire, pour diffuser des informations et promouvoir des mesures préventives.

- **Séminaires et ateliers pédagogiques:** L'organisation de séminaires éducatifs, d'ateliers ou de webinaires peut fournir une plate-forme interactive permettant aux individus, aux soignants et aux professionnels de la santé d'en apprendre davantage sur le CMV auprès d'experts dans le domaine. Ces événements peuvent couvrir de nombreux sujets, tels que la reconnaissance des symptômes, la prévention de la transmission, les options de traitement et les stratégies d'adaptation.

- **Éducation scolaire et en garderie:** Éduquer le personnel et les parents des écoles, des garderies et d'autres établissements de garde d'enfants au CMV peut contribuer à sensibiliser et à promouvoir des mesures préventives, car ces environnements sont des sources potentielles de transmission. Le matériel pédagogique et les programmes de formation peuvent souligner l'importance des bonnes pratiques d'hygiène, de la manipulation sécuritaire des fluides corporels et de la reconnaissance des signes potentiels d'infection.

- **Collaboration avec les groupes de défense des patients:** Le partenariat avec des groupes de défense des patients et des organisations à but non lucratif axés sur le CMV ou des affections connexes peut amplifier les efforts de sensibilisation. Ces organisations ont souvent établi des réseaux, des ressources et des plateformes pour diffuser des informations et sensibiliser la communauté.

Des supports pédagogiques efficaces et des efforts de sensibilisation sont essentiels pour doter les individus, les soignants et les professionnels de la santé des connaissances et des outils nécessaires pour relever les défis posés par le CMV.

En favorisant la sensibilisation, en fournissant des informations précises et en favorisant une meilleure compréhension de l'infection, nous pouvons prendre des mesures proactives vers la détection précoce, la prévention et une meilleure gestion du CMV, améliorant ainsi le bien-être des personnes touchées par cette menace virale persistante.

Plaidoyer et Changement de Politique

Le plaidoyer et le changement de politique sont cruciaux pour sensibiliser, promouvoir la recherche et améliorer l'accès aux ressources et au soutien pour les personnes touchées par les infections à cytomégalovirus (CMV). En s'engageant dans des efforts de plaidoyer et en influençant les décisions politiques, diverses parties prenantes peuvent susciter des changements significatifs et créer un environnement plus favorable aux personnes vivant avec le CMV.

- **Organisations de défense des patients:** Les organisations de défense des patients, souvent dirigées par des personnes directement touchées par le CMV ou par leurs soignants, jouent un rôle essentiel en plaidant en faveur de changements politiques, d'un financement accru de la recherche et d'un meilleur accès aux soins de santé et aux services de soutien. Ces organisations peuvent faire pression sur les décideurs politiques, organiser des campagnes de sensibilisation et amplifier la voix des personnes touchées par le CMV.

- **Sensibiliser les décideurs politiques:** Les efforts de plaidoyer visant à sensibiliser les décideurs politiques et les responsables gouvernementaux sont essentiels pour susciter le changement. Cela peut impliquer d'organiser des événements de plaidoyer, de planifier des réunions avec des représentants élus et de fournir du matériel pédagogique soulignant l'impact du CMV et la nécessité d'agir.

- **Plaidoyer pour un financement accru de la recherche:** Plaider en faveur d'un financement accru pour la recherche sur le CMV est essentiel pour faire progresser la compréhension scientifique, développer de nouveaux outils de diagnostic et explorer de nouvelles options de traitement et stratégies préventives. Les groupes de défense et les parties prenantes peuvent œuvrer pour garantir que la recherche sur le CMV reste une priorité dans les initiatives de financement publiques et privées.

- **Promouvoir les politiques de dépistage et de prévention:** Les efforts de plaidoyer peuvent se concentrer sur la promotion de politiques qui soutiennent les programmes de dépistage et de prévention du CMV, en particulier pour les populations à haut risque telles que les femmes enceintes et les personnes immunodéprimées. Cela peut impliquer de plaider en faveur de l'inclusion du dépistage du CMV dans les soins prénatals de routine ou de soutenir le développement et la mise en œuvre de programmes de vaccination.

- **Améliorer l'accès aux services de santé et de soutien:** Il est crucial de plaider en faveur d'un meilleur accès aux soins de santé et aux services de soutien pour garantir que les personnes touchées par le CMV puissent recevoir un diagnostic rapide, un traitement approprié et le soutien nécessaire pour gérer les défis physiques, émotionnels et pratiques associés à l'infection.

- **Collaboration et partenariats:** L'établissement de partenariats et la collaboration avec des professionnels de la santé, des chercheurs, des décideurs politiques et d'autres parties prenantes peuvent amplifier les efforts de plaidoyer et favoriser plus efficacement le changement politique. Ces collaborations peuvent créer une voix plus forte et plaider en faveur de solutions globales en tirant parti de l'expertise et des ressources collectives.

Le plaidoyer et le changement politique nécessitent des efforts soutenus, de la persévérance et un engagement à sensibiliser et à susciter un changement positif. En s'engageant dans des initiatives de plaidoyer, les individus, les organisations et les parties prenantes peuvent créer un environnement plus favorable et plus équitable pour les personnes touchées par le CMV, promouvoir la détection précoce, faciliter l'accès aux ressources et, à terme, améliorer les résultats globaux en matière de santé.

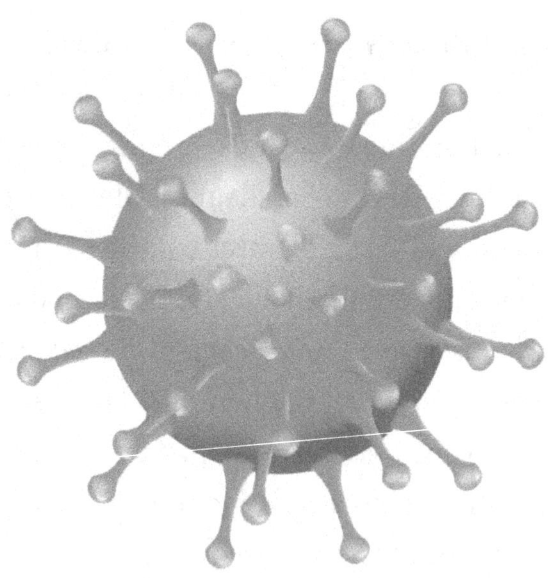

CONCLUSION

Le cytomégalovirus (CMV) est une infection virale répandue et persistante qui pose un défi aux individus, aux professionnels de la santé et à la société. Même si des progrès significatifs ont été réalisés dans la compréhension et la gestion de ce virus complexe, il reste encore beaucoup à faire pour surmonter ses obstacles et protéger les plus vulnérables de ses conséquences potentielles.

L'un des principaux défis pour vaincre le CMV est la nécessité d'une plus grande sensibilisation et connaissance de l'infection au sein du grand public et de certaines populations à haut risque. De nombreuses personnes doivent être plus conscientes des risques et des impacts potentiels du CMV, ce qui peut conduire à des mesures préventives inadéquates, à un diagnostic retardé et à des stratégies de prise en charge sous-optimales. La sensibilisation du public par le biais de campagnes éducatives, d'efforts de sensibilisation robustes et d'une formation complète des prestataires de soins de santé est essentielle pour relever ce défi.

Un autre obstacle important est la disponibilité limitée de traitements efficaces et l'émergence de résistances aux médicaments. Bien que les médicaments antiviraux actuels aient amélioré les résultats pour de nombreux patients, leur efficacité peut être compromise par la résistance aux médicaments ou par des effets secondaires indésirables, en particulier chez les personnes immunodéprimées. Un investissement continu dans le développement de nouveaux agents antiviraux, d'immunothérapies et d'interventions génétiques est essentiel pour proposer des options de traitement plus efficaces et plus ciblées.

L'absence d'un vaccin autorisé contre le CMV aggrave encore les défis liés à la prévention et au contrôle de la propagation du virus. Les efforts de développement de vaccins en cours sont prometteurs, mais des obstacles importants subsistent pour produire un vaccin sûr, efficace et largement accessible, capable de protéger les populations vulnérables, telles que les nouveau-nés, les femmes enceintes et les personnes immunodéprimées.

Faire face aux conséquences à long terme des infections à CMV, en particulier en cas de CMV congénital ou de complications graves, constitue un autre défi crucial. Fournir des services de soutien complets, des programmes de réadaptation et des soins continus aux personnes touchées par des handicaps ou des maladies chroniques résultant du CMV est essentiel pour améliorer leur qualité de vie et favoriser un rétablissement optimal.

Relever les défis posés par le CMV nécessite une approche multiforme impliquant une collaboration entre les chercheurs, les professionnels de la santé, les décideurs politiques, les groupes de défense des patients et la communauté au sens large. En favorisant les partenariats et en tirant parti de l'expertise collective, des ressources et des efforts de plaidoyer, nous pouvons faire progresser la prévention, le diagnostic, le traitement et le soutien aux personnes touchées par cette menace virale persistante.

En fin de compte, vaincre le CMV n'est pas seulement une entreprise scientifique ou médicale ; c'est une responsabilité collective qui nécessite un engagement en faveur de l'éducation, de la recherche, de la défense des intérêts et des soins empreints de compassion. En abordant les défis de front et en adoptant une approche globale, nous pouvons créer un avenir dans lequel l'impact du CMV sera minimisé et où les personnes touchées par l'infection pourront vivre une vie plus saine et plus épanouissante.

La Voie à Suivre

Relever les défis posés par le cytomégalovirus (CMV) nécessite un engagement ferme à faire progresser les connaissances scientifiques, à favoriser les efforts de collaboration et à mettre en œuvre des stratégies globales qui abordent la prévention, le diagnostic, le traitement et le soutien aux personnes touchées par cette infection virale persistante.

La voie à suivre doit donner la priorité à la poursuite des investissements dans la recherche et le développement sur plusieurs fronts. Ceci comprend:

- **Développement de vaccins:** Accélérer les efforts visant à développer des vaccins contre le CMV sûrs et efficaces qui protègent les populations vulnérables, telles que les nouveau-nés, les femmes enceintes et les personnes immunodéprimées, reste une priorité essentielle. Pour atteindre cet objectif, il est essentiel de surmonter les obstacles scientifiques et logistiques qui ont entravé les précédentes initiatives de développement de vaccins.
- **Nouvelles thérapies antivirales:** L'exploration de nouvelles classes de composés antiviraux dotés de mécanismes d'action uniques est essentielle pour lutter contre la résistance aux médicaments et fournir des options de traitement plus efficaces contre les infections à CMV. La collaboration entre les chercheurs, les sociétés pharmaceutiques et les agences de

réglementation peut accélérer la traduction d'agents expérimentaux prometteurs dans la pratique clinique.

- **Approches immunothérapeutiques:** Exploiter la puissance du système immunitaire grâce à des stratégies telles que les thérapies par lymphocytes T spécifiques du CMV, les anticorps monoclonaux et les inhibiteurs de points de contrôle immunitaires recèle un potentiel important pour améliorer la capacité de l'organisme à combattre les infections à CMV, en particulier chez les individus immunodéprimés.

- **Interventions génétiques et moléculaires:** Les progrès de la thérapie génique, du génie génétique et des technologies moléculaires ouvrent de nouvelles voies pour cibler et perturber les infections à CMV au niveau moléculaire. L'exploration continue de ces approches de pointe pourrait conduire à des modalités de traitement innovantes et à une meilleure compréhension des interactions hôte-virus.

Parallèlement à ces efforts de recherche, des initiatives de santé publique et des campagnes d'éducation robustes sont essentielles pour sensibiliser, promouvoir les mesures préventives et favoriser la détection précoce des infections à CMV. Les efforts de sensibilisation ciblés devraient se concentrer sur les populations à haut risque, les professionnels de la santé et le grand public, en utilisant diverses plateformes et en tirant parti de l'expertise des groupes de défense des patients et des parties prenantes.

Le renforcement des infrastructures de santé et l'amélioration de l'accès aux tests de diagnostic, aux traitements et aux services de soins de soutien sont également des éléments essentiels de la voie à suivre. Cela implique de garantir des ressources adéquates aux établissements de santé, de promouvoir les meilleures pratiques en matière de gestion du CMV et de fournir des services de soutien complets aux personnes touchées par les conséquences à long terme des infections à CMV.

En outre, la collaboration et les partenariats entre chercheurs, prestataires de soins de santé, décideurs politiques et groupes de défense des patients doivent être encouragés et soutenus. En tirant parti de l'expertise collective, des ressources et des efforts de plaidoyer, nous pouvons susciter des changements politiques significatifs, garantir le financement de la recherche et des services de soutien et créer un environnement plus équitable et plus favorable aux personnes touchées par le CMV.

Le chemin à parcourir est sans aucun doute difficile, mais les récompenses potentielles de la conquête du CMV sont immenses. En adoptant une approche multiforme intégrant les progrès scientifiques, les initiatives de santé publique, l'amélioration des infrastructures de santé et les efforts de collaboration, nous pouvons ouvrir la voie à un avenir dans lequel le fardeau du CMV sera considérablement réduit. Les personnes touchées par cette infection virale peuvent vivre une vie plus saine et plus épanouissante.

ANNEXES

Glossaire des Termes

- **Anticorps:** Une protéine produite par le système immunitaire qui reconnaît et se lie à des antigènes spécifiques pour aider à protéger l'organisme contre les agents pathogènes nocifs.
- **Antigène:** Toute substance qui amène le système immunitaire à produire des anticorps contre elle.
- **Asymptomatique:** Ne présentant aucun symptôme de maladie.
- **CMV congénital:** Infection à cytomégalovirus qui survient pendant la grossesse et se transmet de la mère au fœtus.

- **Cytomégalovirus (CMV):** Il s'agit d'un virus courant qui peut infecter des personnes de tout âge et qui reste généralement dormant dans l'organisme.

- **Immunodéprimé:** Avoir un système immunitaire altéré ou affaibli.

- **Latence:** État dans lequel un virus est présent dans le corps mais reste inactif ou dormant.

- **Réaction en chaîne par polymérase (PCR):** Technique de laboratoire utilisée pour amplifier et détecter des séquences d'ADN et d'ARN.

- **Séroprévalence:** Le niveau d'un agent pathogène dans une population, tel que mesuré dans le sérum sanguin.

- **Virémie:** La présence de virus dans le sang.

Questions Fréquemment Posées

1. ***Qu'est-ce que le cytomégalovirus (CMV) ?***
   Le CMV est un virus courant qui peut infecter les personnes de tout âge. Une fois infecté, le virus reste dans l'organisme à vie, généralement à l'état dormant.

2. ***Comment se transmet le CMV ?***
   Le CMV se transmet par contact étroit avec des fluides corporels, tels que la salive, le sang, l'urine, le sperme et le lait maternel.

3. ***Qui est à risque de contracter le CMV ?***
   Bien que n'importe qui puisse contracter le CMV, celui-ci présente le risque le plus élevé pour les femmes enceintes, les nouveau-nés et les personnes dont le système immunitaire est affaibli.

4. ***Quels sont les symptômes du CMV ?***
   La plupart des personnes atteintes du CMV ne présentent aucun symptôme. Cependant, lorsque des symptômes apparaissent, ils

peuvent inclure de la fièvre, des maux de gorge, de la fatigue et des ganglions enflés.

5. **Comment diagnostique-t-on le CMV ?**

   Le CMV est diagnostiqué au moyen de tests de laboratoire, qui peuvent inclure des analyses de sang, des analyses d'urine et des prélèvements de gorge.

6. **Le CMV peut-il être traité ?**

   Il n'existe aucun remède contre le CMV, mais les médicaments antiviraux peuvent aider à contrôler le virus et à prévenir ou traiter la maladie.

7. **Existe-t-il un vaccin contre le CMV ?**

   Il n'existe actuellement aucun vaccin contre le CMV, mais des recherches sont en cours pour en développer un.

8. **Le CMV peut-il être évité ?**

   De bonnes pratiques d'hygiène, comme le lavage des mains, peuvent contribuer à prévenir la propagation du CMV, en particulier chez les personnes à haut risque.

9. ***Quelles complications le CMV peut-il entraîner ?***

Dans certains cas, le CMV peut causer de graves problèmes de santé, comme une perte auditive, une perte de vision et des troubles du développement, en particulier chez les nouveau-nés.

10. ***Où puis-je trouver plus d'informations sur CMV ?***

Des ressources et une assistance supplémentaires peuvent être trouvées dansChapitre 9 de ce livre, ainsi que par l'intermédiaire des prestataires de soins de santé et des organismes de soutien.

Références et Lectures Complémentaires

Informations générales sur la VMC

- Mocarski, ES, Shenk, T., Griffiths, PD et Pass, RF (2013). Cytomégalovirus. Dans *Fields Virology* (6e éd., Vol. 2, pp. 1960-2014). Lippincott Williams & Wilkins.
- Cannon, MJ, Schmid, DS et Hyde, TB (2010). Examen de la séroprévalence du cytomégalovirus et des caractéristiques démographiques associées à l'infection. *Revues en virologie médicale*, 20(4), 202-213.

Diagnostic et tests de laboratoire

- Lazzarotto, T. et Guerra, B. (2017). Nouvelles avancées dans le diagnostic de l'infection congénitale à cytomégalovirus. *Journal de virologie clinique*, 88, 19-24.
- Stagno, S. et Britt, WJ (2012). Infections à cytomégalovirus. Dans *Principes et pratique des maladies infectieuses pédiatriques* (4e éd., pp. 1089-1097). Elsevier Saunders.

Traitement et gestion

- Kimberlin, DW et Whitley, RJ (2015). Thérapie antivirale du HSV-1 et -2. Dans *Recherche antivirale : Stratégies de découverte de médicaments antiviraux* (pp. 45-63). Presse ASM.

- Griffiths, PD, Stanton, A., McCarrell, E., Smith, C., Osman, M., Harber, M., ... et Emery, VC (2011). Vaccin contre la glycoprotéine-B du cytomégalovirus avec adjuvant MF59 chez les receveurs de greffe : un essai randomisé de phase 2 contrôlé par placebo. *The Lancet*, 377(9773), 1256-1263.

Prévention et santé publique

- Adler, SP et Marshall, B. (2007). Cytomégalovirus et garderies : Preuve d'un taux d'infection accru parmi les éducatrices en garderie. *Le Journal de médecine de la Nouvelle-Angleterre*, 317(10), 596-602.

- Pass, RF, Zhang, C., Evans, A., Simpson, T., Andrews, W., Huang, ML, ... et Britt, W. (2009). Prévention vaccinale de l'infection maternelle à cytomégalovirus. *Le Journal de médecine de la Nouvelle-Angleterre*, 360(12), 1191-1199.

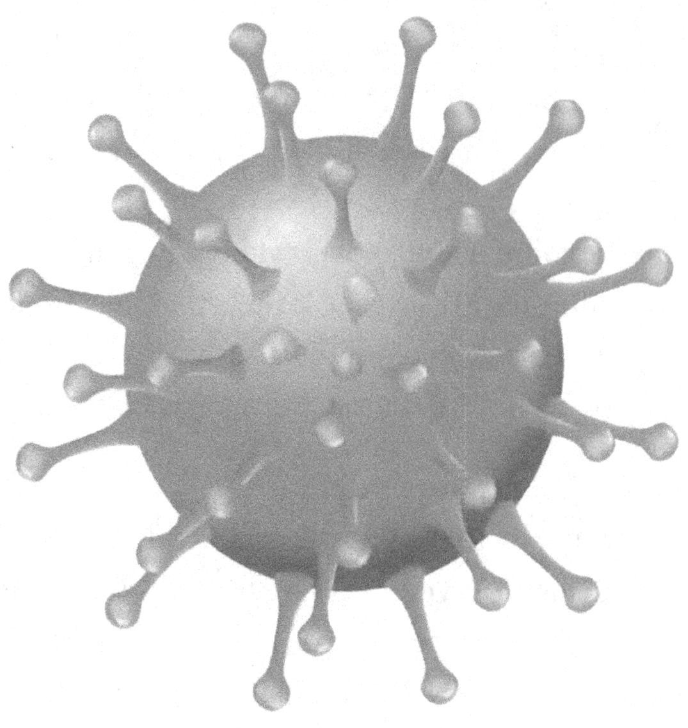